Dr. med. Heike Kovács/Werner Meidinger

Detox

W0390617

Gesteigertes Wohlbefinden durch einen gesunden Darm

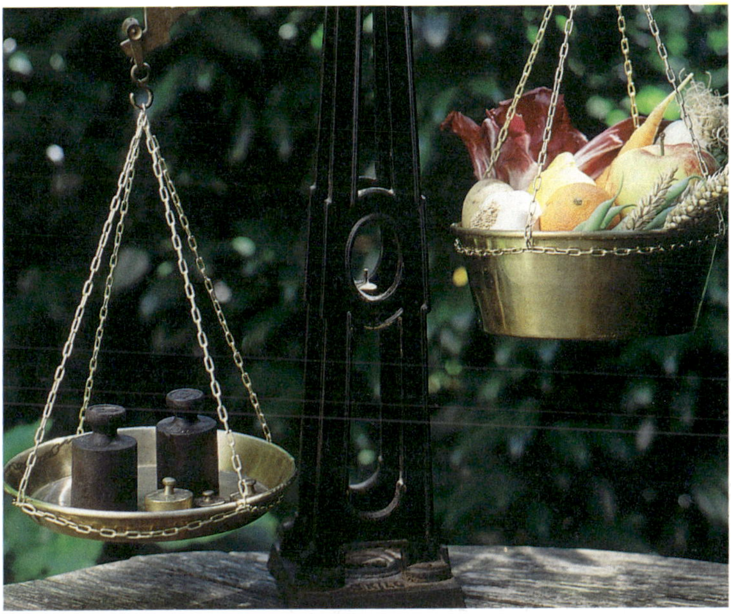

BELLAVISTA

Inhalt

Unsere Verdauung: ein komplexes System – aber leider auch anfällig für Störungen.

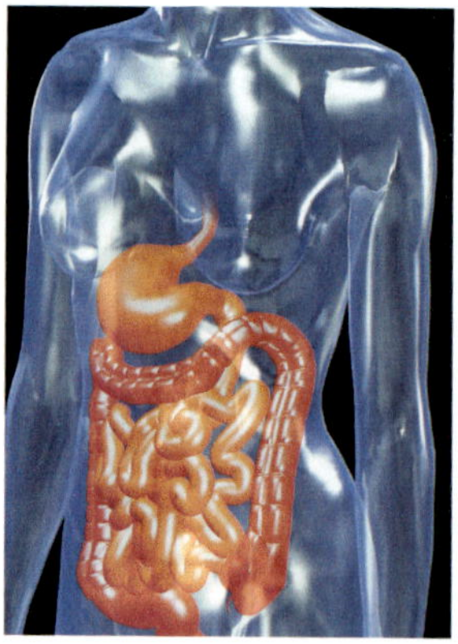

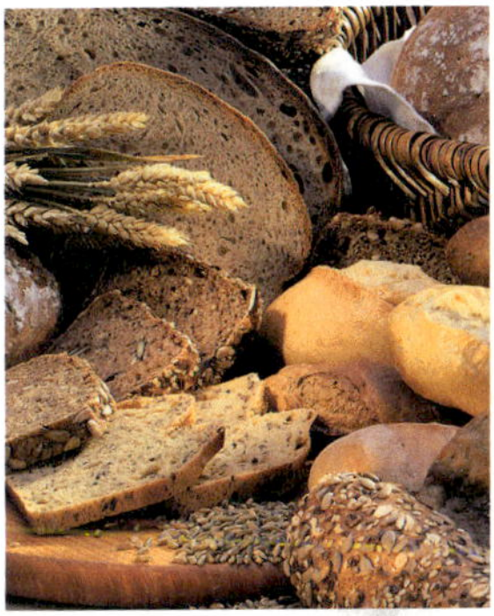

Das beste für einen gesunden Darm ist die richtige Ernährung. Vollkornprodukte enthalten viele Ballaststoffe.

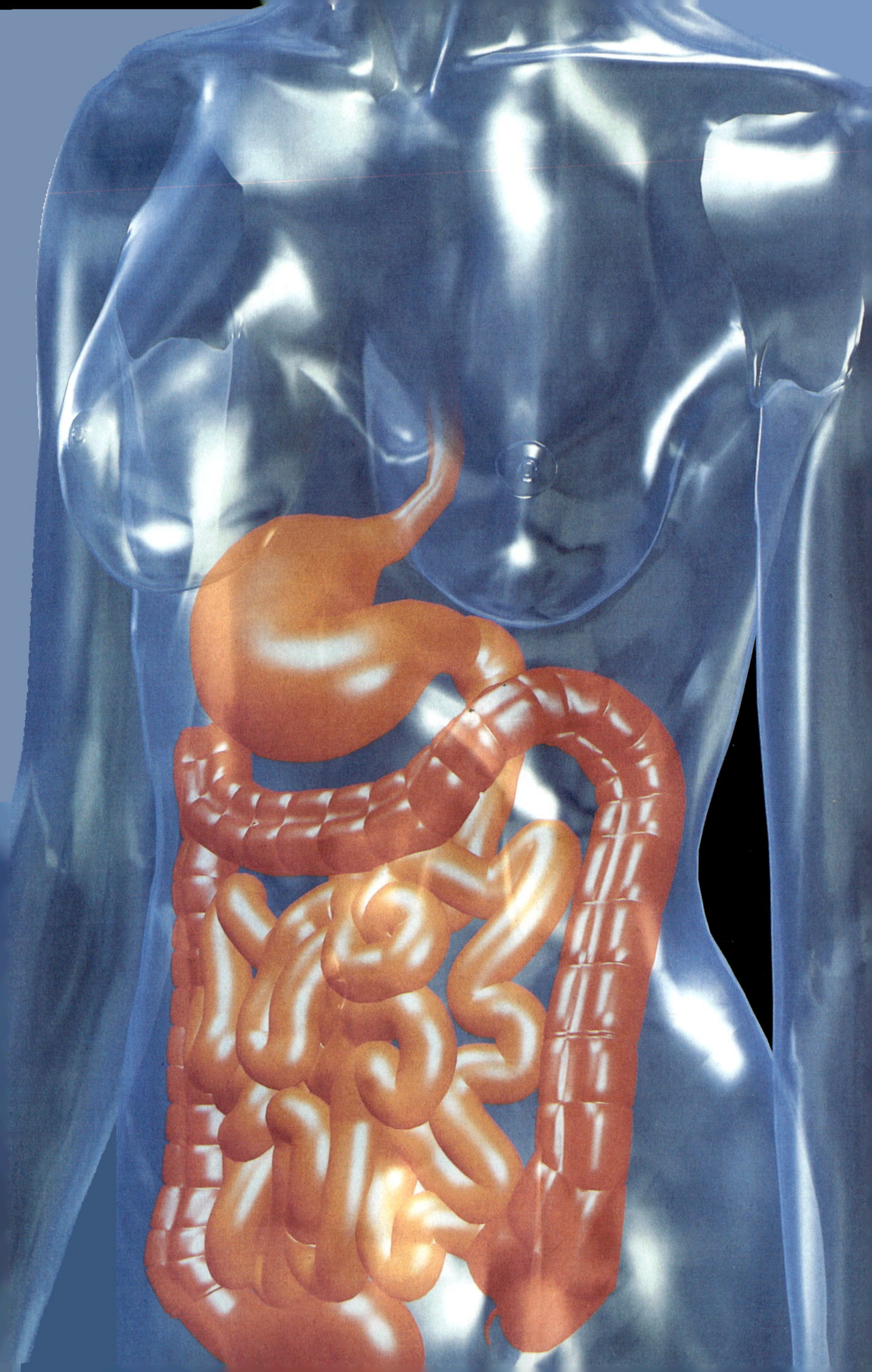

Gift für den Darm

Schon die alten Römer wussten, dass der Bauch den Menschen die meisten Leiden bereitet. Dies ist heute nicht anders. Die Probleme der modernen Gesellschaft mit der Verdauung nehmen zu. Folgeerkrankungen eines gestörten Verdauungsapparats machen uns oft lange zu schaffen. Eine unregelmäßige Darmtätigkeit kann zu chronischen Allergien, Hautentzündungen, ja sogar zu Gelenkbeschwerden und Herz-Kreislauf-Erkrankungen führen.

Gestörte Entgiftungsmechanismen

Beim Wort »Gift« denkt jeder zunächst an klassische Gifte wie Arsen und Zyankali, mit denen in Kriminalromanen die Opfer außer Gefecht gesetzt werden. Im Zusammenhang mit einem gesunden Darm interessieren jedoch die natürlichen Gifte, die aufgrund von Stoffwechselprozessen im Organismus entstehen. Durch falsche Ernährung sammeln sie sich kontinuierlich im Körper an, können von ihm nur langsam abgebaut, aber auch abgelagert werden.

Ab einer bestimmten Konzentration werden diese Gifte schädlich und führen von zeitweiligen Störungen des Wohlbefindens bis zu ernsthaften Krankheiten. Mögliche erste Anzeichen einer Belastung durch Körpergifte können Konzentrationsschwäche, Erschöpfung, andauernde Müdigkeit, ständige Kopfschmerzen sowie eine erhöhte Anfälligkeit für Infektionskrankheiten sein. Dies sind Signale des Organismus, mit denen er darauf hinweist, dass er mit dem gegebenen Zustand selbst nicht mehr fertig wird und auf Hilfe angewiesen ist.

Unsere Zivilisation leidet am Darm: Gerade in den hoch industrialisierten Staaten sind Darmerkrankungen besonders verbreitet. Wegen chronischer Darmträgheit werden allein in Deutschland ca. 40 Millionen Abführmittel pro Jahr verkauft.

Den Darm sanieren

Eine Möglichkeit, den Darm gesund zu halten, sind regelmäßige Entgiftungen. Unsere heutige Ernährungsweise, zu hastig verschlungene, zu viele und zu fette Speisen, macht unserem Darm zu schaffen. Zudem ist unser Körper vermehrt schädlichen Umwelteinflüssen ausgesetzt. Besonders in der kalten Jahreszeit sorgen mangelnde Bewegung und eine verminderte Versorgung des Organismus mit vitamin- und mineralstoffreicher Nahrung dafür, dass Schlacken schlechter abgebaut werden. Als darmregenerierende Maßnahmen sollte man Fastenkuren und Darmspülungen durchführen. Ist Ihre Darmflora durch eine Medikamentenbehandlung, z. B. durch Antibiotika, in Mitleidenschaft gezogen, so muss sie durch spezielle mikrobielle Therapien wieder aufgebaut werden. Die in diesem Buch vorgestellten Therapien können von Ihnen ohne größeren Aufwand selbst durchgeführt werden. Sie sollten sie zu einem festen Bestandteil Ihrer persönlichen Gesundheitsvorsorge machen, um Ihren Köper gar nicht erst mit größeren Beschwerden zu belasten.

Das Kirchenjahr kannte zwei Zeitpunkte fürs Fasten: vor Ostern und vor Weihnachten. Und auch heute sind Frühjahr und Herbst die besten Jahreszeiten, um Entgiftungskuren durchzuführen.

Die richtigen Strategien

Im vorliegenden Buch wird in erster Linie gezeigt, wann und wie es zu Giftbelastungen des Verdauungstrakts kommen kann. Sie erfahren, wie der Darm funktioniert und welche Symptome auf Darmstörungen hinweisen. Ferner erhalten Sie Ratschläge, wie Sie Ihren Organismus effektiv von Darmgiften befreien und den Darm auf Dauer gesund erhalten können. Neben der Vorstellung von naturheilkundlichen Methoden und einigen Spezialtherapien erhalten Sie Tipps, wie Sie gesund leben und essen können.

Die wichtigsten Ursachen

Wenn wir an die Belastung des Darms, damit verbunden auch der Leber und der Nieren, durch Gifte denken, fallen uns in erster Linie die in der heutigen Nahrung enthaltenen Umweltgifte ein. Doch allein durch eine dauerhafte Änderung unserer Gewohnheiten in Bezug auf Essen und Trinken könnten wir der Verdauung einen großen Dienst erweisen.

Auch Lebensmittel aus ökologischem Landbau sind nicht frei von den Belastungen unserer Umwelt. Die von der Industrie in Luft und Wasser abgeführten Gifte kommen durch den Regen selbst in einen ökologisch betriebenen Acker.

Falsche Ernährung

In unserer reichen Wohlstandsgesellschaft kann jeder ganzjährig frisches Obst, inklusive der früher so kostbaren und exotischen Südfrüchte, und Gemüse sowie jede Art von Fisch und Fleisch genießen. Und trotzdem lebte noch die Generation unserer Eltern und Großeltern wesentlich gesünder, obwohl eine geringere Auswahl an Lebensmitteln als auch weniger Geld für deren Einkauf zur Verfügung stand.

Einseitig und zu viel

Woher kommen dann die Probleme mit der Ernährung? Zum einen stellen wir unseren Speiseplan, gerade weil alles immer zu haben ist, aus ernährungswissenschaftlicher Sicht gern einseitig zusammen. Ein zusätzlicher Ernährungsfehler ist, dass wir zu oft, zu viel und zur falschen Zeit essen. Außerdem beeinträchtigen die Massentierhaltung und Monokulturen der industrialisierten Landwirtschaft die Qualität unserer Lebensmittel: Im Fleisch können Reste von Hormonen und Antibiotika sein, in Fisch und Meeresfrüchten Rückstände von Schwermetallen, Antibiotika und Pflanzenschutzmitteln. Obst und Gemüse sind oft durch überreichliche Düngung mit zu viel Nitrat angereichert.

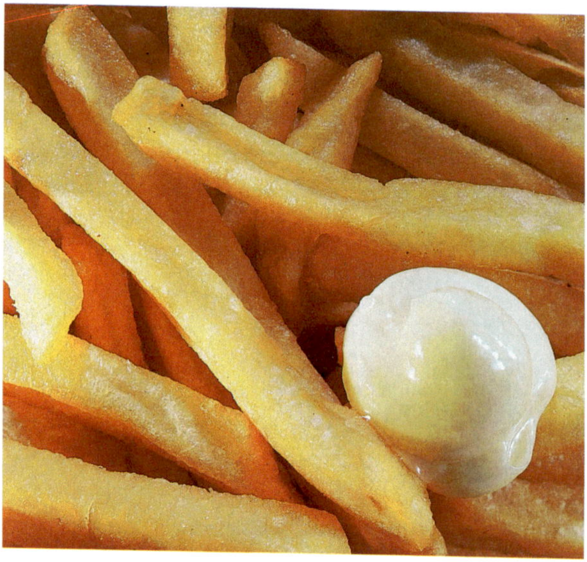

»Pommes mit Majo«: schnell und billig – aber eine nicht ungefährliche Leckerei.

Schädliches Fastfood

Früher ernährte man sich von dem, was in der eigenen Region wuchs und in der jeweiligen Saison geerntet wurde. Das kannte unser Organismus und verwertete es optimal.

Ein weiterer Faktor bei der von uns aufgenommenen Nahrung sind die vor allem in Fertigprodukten enthaltenen Zusatzstoffe, die Auslöser für Allergien bilden können. Nicht wenige dieser Substanzen stehen im Verdacht, Krebs fördernd zu sein. Außer Farbstoffen enthalten viele Lebensmittel auch Aromastoffe. Gesichert weiß man bisher nur von einigen Farbstoffen, dass sie gesundheitsschädliche Wirkungen haben. Dennoch werden sie weiterhin in industriell hergestellten Nahrungsmitteln verwendet und in großen Mengen verzehrt – in Deutschland jedes Jahr mehr als 400 000 Tonnen. Um sich davor zu schützen, sollten Sie bei Fertigprodukten überprüfen, ob sie keine Zusätze von Aroma- und Süßstoffen, Geschmacksverstärkern, Färbe- und Konservierungsmitteln enthalten.

Krank machende Medikamente

Nicht nur Nahrungsmittel, auch Medikamente, die über den Mund dem Körper zugeführt werden, müssen im Verdauungstrakt verarbeitet werden. Viele Substanzen in Arzneimitteln beschränken ihre Wirkung nicht auf die Krankheitserreger, derentwegen sie eingesetzt werden. Sie wirken auch direkt auf Magen und Darm. Sie können die Ursache für verschiedene Beschwerden sein und die Verdauung empfindlich stören. Die vom Arzt verordnete Medizin wird jedoch in der Regel unter seiner Kontrolle eingenommen, so dass eventuell auftretende Probleme mit ihm besprochen werden können.

Zu viel des Guten

Viel gefährlicher ist die Selbstmedikation mit Arzneien, die ohne Rezept in den Apotheken zu erhalten sind.

Darmangriff durch Antibiotika

Diese Medikamentengruppe wird bei Infektionskrankheiten eingesetzt. Antibiotika sind fähig, Bakterien zu zerstören oder ihre Vermehrung zu hemmen. Leider beschränkt sich ihre Wirkung nicht nur auf die schädlichen Eindringlinge. Auch die zahlreichen nützlichen Bakterien der Darmschleimhaut werden in Mitleidenschaft gezogen. Durch ein angegriffenes biologisches Gleichgewicht im Darm kommt es zu Störungen der Verdauungsfunktion. Typische Symptome, die oft schon in den ersten Tagen nach der Einnahme von Antibiotika auftreten, können Magendrücken, Durchfall, Sodbrennen und Blähungen sein. Um diese Nebenwirkungen auszuschalten oder zu mildern, sollten Sie Maßnahmen zur Regeneration der Darmflora ergreifen.

Der von uns allen häufig, vor allem in Schmerzmitteln, eingenommene Wirkstoff Azetylsalizylsäure kann Magen und Darm reizen. In höheren Dosen kann er sogar Magenblutungen auslösen.

Dies sind neben Schmerzmitteln auch Husten- und Erkältungspräparate sowie Schlaf- und Beruhigungsmittel. Eine langfristige Einnahme kann Leber und Nieren empfindlich schädigen.

Nicht zu unterschätzen sind auch an sich harmlose Stoffe wie Magnesium oder Eisen: Ersteres kann zu Durchfall, das andere wiederum zu Verstopfung führen. Da die Darmflora durch Medikamente generell leicht angegriffen wird, empfiehlt sich die genaue Lektüre der Beipackzettel und Dosierungsanleitungen.

Unzählige solcher Darmzotten sorgen für die Aufnahme von Nahrungsbestandteilen in den Organismus.

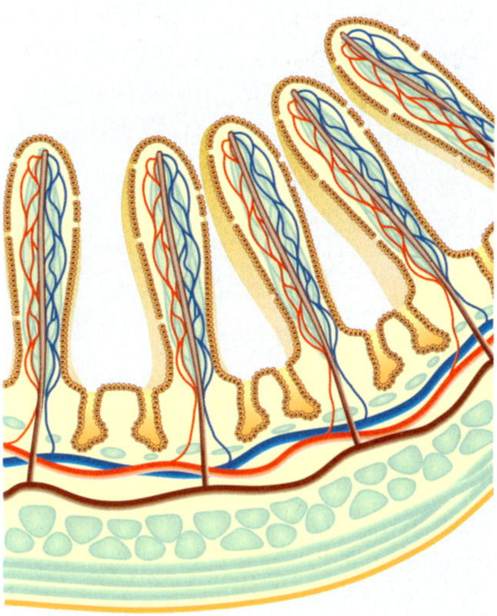

Lieber ausgewogen ernähren

Auch Vitamine sollten nicht wahllos und über längere Zeiträume hinweg eingenommen werden, da sie Verdauungschwierigkeiten bewirken können. Lassen Sie sich auch hier vom Arzt oder Apotheker beraten, und achten Sie auf möglicherweise auftretende Nebenwirkungen. Bei einer ausgewogenen und vollwertigen Ernährung besteht normalerweise ohnehin kein Bedarf an gesonderter Vitamin- und Mineralienzufuhr. Bedenken Sie ferner, dass Leber und Nieren neben dem Darm zu den wichtigsten Organen der Entgiftung gehören. Kaum ein Wirkstoff, der nicht über die Leber abgebaut wird. Eine Ursache für den Ausfall der Nierenfunktion ist beispielsweise der Missbrauch von Schmerzmitteln. Zehn Prozent der Patienten, die zur Dialyse müssen, sind davon betroffen.

Kaffee und Tee

Unter den hier vorgestellten Genussmitteln werden Kaffee und Tee von den meisten Menschen als die harmlosesten angesehen, ja oft gar nicht dazugezählt.
Es stimmt ja auch, dass sie, sofern maßvoll genossen, eine Entgiftungskur sogar unterstützen können. Bei Kaffee wird die Schadstoffausscheidung über die Nieren angeregt, da er harntreibend wirkt. Eine Tasse Tee kann den während einer Kur abgesenkten Kreislauf auf schonende Weise wieder ankurbeln. Ein Zuviel an schwarzem Tee behindert aber wiederum die Entgiftung, denn sein hoher Anteil an Gerbstoffen verdichtet den Stuhlgang und sorgt damit für Verstopfung.

Im Tabakrauch sind ca. 4000 chemische Verbindungen nachweisbar. Gesundheitsschädlich sind u. a. Teer, Formaldehyd sowie Schwermetalle wie Arsen und Kadmium.

Alkohol

Ständig erhöhter Alkoholkonsum verursacht eine vermehrte Ansammlung von Giften im Körper, da bei der Verarbeitung der eintreffenden Stoffe die Leber dem Alkohol Vorrang einräumt. Die Ausscheidung sonstiger Körpergifte wird zurückgestellt, Fette werden vorläufig in der Leber gespeichert. Des Weiteren sorgt Alkohol für erhöhte Harnsäurewerte im Blut, was die Bildung von Gicht und rheumatischen Erkrankungen begünstigt.

Die Grenzwerte beachten

Männer und Frauen können ihrer Leber nicht die gleichen Mengen Alkohol zumuten. Absolute Grenzwerte für den täglichen Alkoholkonsum sind folgende:

- Männer sollten nicht mehr als 60 Gramm reinen Alkohol zu sich nehmen. So enthält z. B. ein Liter Wein 75 Gramm, ein Liter Bier 30 Gramm reinen Alkohol.
- Bei Frauen liegt die Obergrenze bei 20 Gramm reinen Alkohols.

Nikotin

Zigaretten, Zigarillos, Pfeife und Zigarren sind nicht nur Gift für die Lunge. Indirekt haben sie auch Einfluss auf die Blutzirkulation sowie die Gefäß- und Nervenversorgung des Verdauungssystems. Wer lange nicht geraucht hat und dann wieder Zigarettenrauch auf Lunge inhaliert, wird möglicherweise feststellen, dass diese starke Stimulation zu einer heftigen Darmtätigkeit mit Durchfall führen kann.

Außerdem sorgen die im Tabakrauch enthaltenen so genannten freien Radikale für eine empfindliche Schwächung des körpereigenen Abwehrsystems. Gezielte und regelmäßig durchgeführte Entgiftungsmaßnahmen können bei Rauchern die Belastung durch die Schadstoffe mindern. Einer weiter reichenden Regeneration kommt jedoch nur derjenige nahe, der mit dem Laster ganz aufhört.

Negativer Stress beeinträchtigt auch die körpereigene Abwehr. Das Immunsystem kann so gegen Körpergifte und freie Radikale nur vermindert ankämpfen.

Freie Radikale

Tabakrauch enthält eine besonders gefährliche Menge an freien Radikalen. Mit jedem Zug inhaliert ein Raucher etwa 100 Billionen davon in seine Lunge. Für so manchen Organismus ist dies einfach zu viel, um problemlos mit den schädlichen Auswirkungen fertig zu werden. Freie Radikale sind sehr aggressive Moleküle, die auf zerstörerische Weise in den Zellen wirken. Da in ihrer Molekülstruktur ein Elektron fehlt, kommt die ausgeglichene Spannung zwischen positiver und negativer Ladung aus dem Gleichgewicht. Um diesen Missstand auszugleichen, greifen sie gesunde Körperzellen an und zerstören deren Wände und Erbgut. Wird der Schaden vom Immunsystem nicht sofort repariert, können diese Zellen zu Krebszellen entarten.

Stress

Wir alle kennen auch einen positiven Stress, den so genannten Eustress, der uns beflügelt und besonders leistungsfähig macht. Negativen Einfluss auf unseren Organismus hat der so genannte Distress: die tägliche Hektik am Arbeitsplatz, in Haushalt und Familie. Nicht vergessen sollte man eine Art Freizeitstress. Viele meinen, auch nach Feierabend jede Minute mit Aktivitäten nutzen zu müssen, statt dem Körper zwischendurch das süße Nichtstun zu gönnen. Psychische Dauerbelastung und anhaltende Rastlosigkeit beeinflussen das vegetative Nervensystem. Der Körper steht ständig unter Spannung, die Zeiten für Erholung und Regeneration sind zu kurz. Diese Situation kann sich auf die Darmtätigkeit auswirken. Nicht wenige leiden unter einem Reizdarm, in der medizinischen Fachsprache auch irritables Kolon genannt. Hier wechseln Durchfall und Stuhlverstopfung einander ab. Die Störung kann sich in einem permanenten Druckgefühl im Bauchraum äußern, sogar kolikähnliche Zustände können auftreten.

Ein Motor, der Tag und Nacht auf Hochtouren läuft, ist schnell verschlissen. Genauso geht es dem menschlichen Körper, wenn er keine Verschnaufpause bekommt.

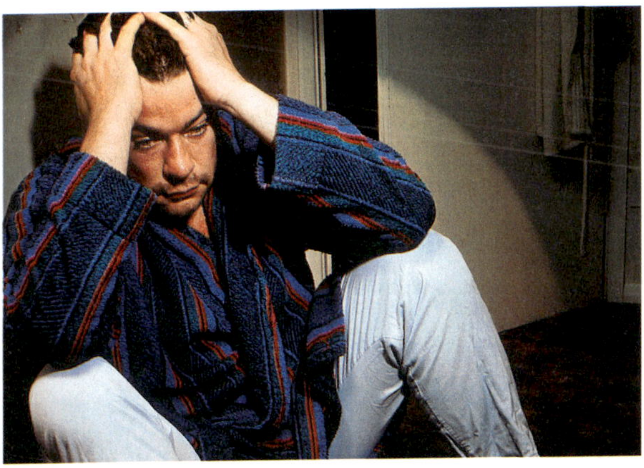

Zu viel negativer Stress nervt nicht nur. Auf Dauer kann er zu einer Vielzahl unterschiedlicher Krankheiten führen.

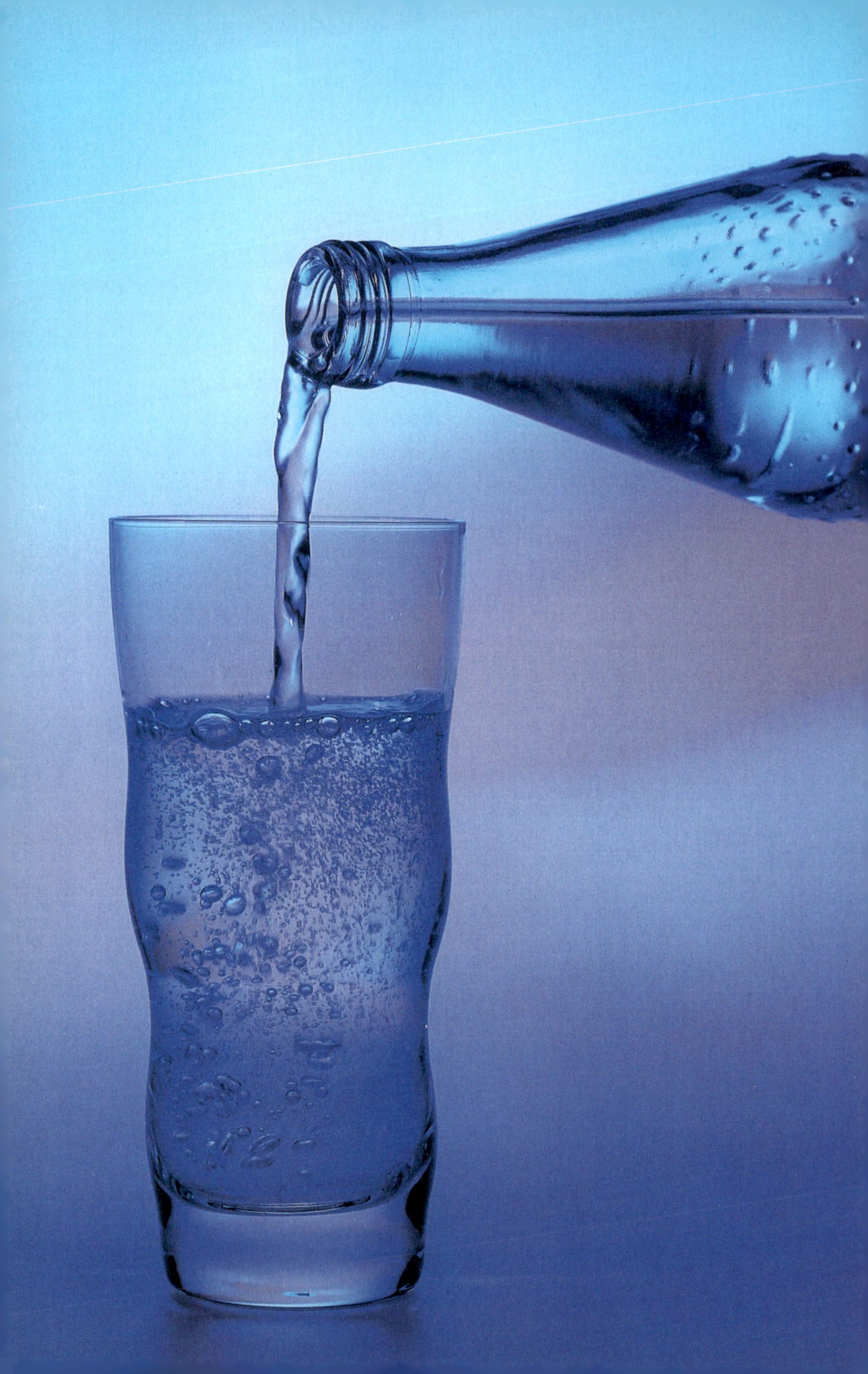

Das Selbsthilfeprogramm des Körpers

Auf die drei wichtigsten Organe, die maßgeblich an Verdauung und Entgiftung beteiligt sind, soll in diesem Kapitel eingegangen werden: Leber, Nieren und Darm. Stimmt ihr Zusammenspiel, dann ist der Organismus wohlauf. Nicht umsonst heißt es, dass »einem etwas an die Nieren geht« oder »sich auf den Magen schlägt«.

Entgiftung über die Leber

Die Leber ist die größte Drüse des menschlichen Körpers und wiegt ca. eineinhalb Kilogramm. Sie ist für die Steuerung von mehr als 500 Stoffwechselvorgängen verantwortlich, von denen immer noch nicht alle gänzlich erforscht sind. Anders als bei den meisten Störungen im Organismus, die durch Schmerz oder Unwohlsein Signale zu ihrer Behebung senden, rührt sich die Leber meist nicht, wenn es ihr nicht gut geht.

Das für den Körper wichtige Cholesterin gewinnt die Leber aus den mit der Nahrung aufgenommenen Fetten. Ein Zuviel führt zu Gefäßverkalkung.

Recyclinganlage Leber

Pro Minute passieren etwa eineinhalb Liter Blut das Klärwerk Leber. Es sorgt dafür, dass einzelne Substanzen in verwert- und verdaubare Stoffe umgewandelt werden und das Blut gereinigt wird. So untersucht die Leber jeden Tropfen Blut auf eventuelle Stoffwechselreste, Arzneimittelrückstände, Umweltgifte und Teile von Viren und Bakterien, die das Immunsystem wirkungslos gemacht hat. Dabei prüft sie, ob nicht einzelne Bausteine dieser Schadstoffe wieder verwertet und für andere Körperfunktionen genutzt werden können. Auf diese Weise stellt sie aus dem roten Blutfarbstoff alter roter Blutkörperchen grünbraunen Gallenfarbstoff her. Anders als lange Zeit angenommen, ist die Leber für die Herstellung dieser Blutkörperchen nur beim Ungeborenen und in den ersten drei Lebensmonaten des Babys zuständig.

Damit das Entgiftungsorgan Leber richtig arbeiten kann, braucht es viel Flüssigkeit. Trinken Sie pro Tag mindestens zwei Liter Mineralwasser oder Kräutertee.

Die Leber mag nicht mehr

Ist die Leber krank, gibt sie das u.a. durch folgende Symptome zu erkennen: gelbe Augenbindehäute, glänzende Lacklippen, Haarausfall, graugelbe Haut, verstärkte Blutungsneigung, Müdigkeit und Konzentrationsschwäche. Erstaunlich ist, dass geschädigte Leberzellen in der Lage sind, sich selbst zu regenerieren, sofern die krank machenden Stoffe Alkohol, Drogen oder Medikamente ausbleiben.

So schonen Sie Ihre Leber

- Trinken Sie tagsüber viel (Kräutertees, Säfte, Wasser).
- Quark schützt die Leber, da er viele Aminosäuren enthält. Sie sollten ihn täglich zu sich nehmen.
- Verzichten Sie nach Möglichkeit auf Nahrungsmittel mit Konservierungsstoffen.
- Müssen Sie Medikamente über einen längeren Zeitraum einnehmen, lassen Sie Ihre Leberwerte überprüfen. Selbst gewählter Medikamentenkonsum sollte auf wirkliche Ausnahmen beschränkt bleiben.
- Bei Reisen in exotische Länder ist besonders auf Hygiene zu achten. Trinken Sie nur abgekochtes Wasser, und bedenken Sie, dass frisches Obst mit unreinem Wasser gewaschen sein kann. Damit können Hepatitisviren übertragen werden, die eine Leberentzündung verursachen.

Die Nieren entlasten

Die Nieren sind bohnenförmige Organe, etwa zehn bis zwölf Zentimeter lang, fünf Zentimeter breit und knapp vier Zentimeter dick. Das Gewicht einer gesunden Niere beträgt ca. 100 bis 150 Gramm. Die rechte Niere liegt hinter der Bauchhöhle schräg unterhalb der Leber, die linke unterhalb der Milz.

Jede Niere besteht aus zwei Schichten: einer Rindenregion und einer Markregion. Letztere wird von ganz feinen Kanälchen gebildet, die in den Harnleiter münden.

Blut wird täglich gewaschen

Das Blut durchströmt die unzähligen haarfeinen Kanälchen der Nieren täglich mehr als 300-mal. Dabei wird es gründlich gefiltert. Vom Organismus weiter benötigte Substanzen leiten die Nieren dem Körper zurück, überflüssige oder schädliche Stoffe werden über den Harn ausgeschieden. Letztere können Harnstoff, Harnsäure oder das Stoffwechselprodukt Kreatinin sein.
Der Ausfall einer Niere muss noch nicht lebensbedrohlich sein. Man muss jedoch darauf achten, dass die Nieren richtig arbeiten können. Eine Ansammlung von Schadstoffen im Nierengewebe kann zu schwer wiegenden Vergiftungen führen.

Eingeschränkte Nierenfunktion

Immer wieder wird beobachtet, dass eine über längere Zeit erhöhte Eiweißzufuhr an der Entstehung von bestimmten Nierensteinen und Osteoporose beteiligt ist. Die überreichlich vorhandenen Proteine veranlassen die Nieren, vermehrt Kalzium auszuscheiden. Deshalb sollten auch Patienten mit geringfügig eingeschränkter Nierenfunktion auf allzu eiweißreiche Kost verzichten. Dies muss rechtzeitig geschehen. Denn liegt eine erhebliche Störung der Nierentätigkeit bereits vor, nützt auch eine rigorose Ernährungsumstellung nichts mehr.

Das empfindliche Nierengewebe kann auch von zu hohem Blutdruck geschädigt werden. Lassen Sie diesen deshalb regelmäßig kontrollieren!

Blasenentzündung und ihre Folgen

Wissenschaftler stellten fest, dass ein großer Prozentsatz aller Blasenentzündungen bei Frauen durch die Verwendung von Intimpflegemitteln entstehen.

Wird eine Blasenentzündung nicht richtig auskuriert, kann es zu einer gefährlichen Nierenbeckenentzündung kommen. Bakterien steigen dann von der Blase durch die Harnleiter bis zu den Nieren auf. Ursache für eine Entzündung der Harnwege ist oft eine Unterkühlung. Die daraus folgende Blasenentzündung äußert sich in verstärktem Harndrang und Schmerzen beim Wasserlassen. Breitet sie sich bis zu den Nieren aus, kommt es außerdem zu hohem Fieber, Übelkeit, Bauch- und Rückenschmerzen. Bevor solch eine Entzündung chronisch werden kann, sollten Sie unbedingt einen Arzt aufsuchen – und nicht länger als eine Woche damit warten, wenn die Symptome nicht verschwinden.

Behandlung von Blasenentzündungen

- Halten Sie Ihren Körper gleichmäßig warm.
- Um die Krankheitserreger aus dem Körper zu spülen, müssen Sie täglich mindestens drei Liter trinken (Blasen- und Kräutertees, Mineralwasser).
- Die Heilung kann durch warme Sitzbäder zweimal pro Tag unterstützt werden.
- Preiselbeersaft schützt besonders effektiv vor Blaseninfektionen. Die Säure des Safts verhindert, dass die aus dem Dickdarm in die Harnwege eingedrungenen Kolibakterien sich festsetzen können. Sie werden ausgespült, bevor sie eine Entzündung verursachen.
- Für Frauen wichtig: Benützen Sie zur Intimpflege keine Seifen, Sprays, parfümierten Slipeinlagen o. Ä. Die darin enthaltenen Chemikalien können Entzündungen der Harnwege bewirken.

Ernstfall Nierenentzündung

Die Ansiedelung von Bakterien im Nierenbecken und im angrenzenden Nierengewebe führt zu einer eitrigen Infektion der Nieren. Gleich bei den ersten Beschwerden sollten Sie einen Arzt aufsuchen, damit ein chronisches Leiden vermieden werden kann. Die lästigen Symptome lassen sich relativ leicht zum Verschwinden bringen, doch die Bakterien verbleiben in der Nierenregion und vermehren sich dort. Bei einer fortgeschrittenen Nierenbeckenentzündung droht das Nierengewebe zu schrumpfen. Im Endstadium kann es zu völligem Nierenversagen kommen. Die Folge wäre eine allmähliche Vergiftung des Organismus durch die Endprodukte des Stoffwechsels. Nur eine künstliche Blutwäsche (Dialyse) würde dann den binnen ein bis zwei Wochen eintretenden Tod verhindern.

Alkohol kann die Nieren ebenfalls in Mitleidenschaft ziehen, deshalb so genannte geistige Getränke immer nur in Maßen genießen.

Entgiftung über den Darm

Der Darm ist ein Teil des Verdauungssystems. Mit dem Mund, der Speiseröhre, dem Magen und dem After bildet er eine Röhre, die als Transportweg für die aufgenommene Nahrung dient. Verdauung heißt jedoch mehr als nur die Aufnahme von Speisen und Ausscheidung ihrer Reste. Sie dient dazu, Nährstoffe aus den Lebensmitteln herauszulösen und sie dem Organismus als lebensnotwendige Bausteine zur Verfügung zu stellen.

Verdauung beginnt im Mund

Um eine optimale Verdauung zu gewährleisten, empfiehlt es sich, jeden Bissen bis zu 30-mal zu kauen, bevor man ihn hinunterschluckt. Das Kauen regt die Spei-

So kompliziert sind unsere Vorverdauungsmechanismen im Mund aufgebaut. Die einzelnen Drüsen sondern von verschiedenen Seiten den Speichel in die Mundhöhle ab.

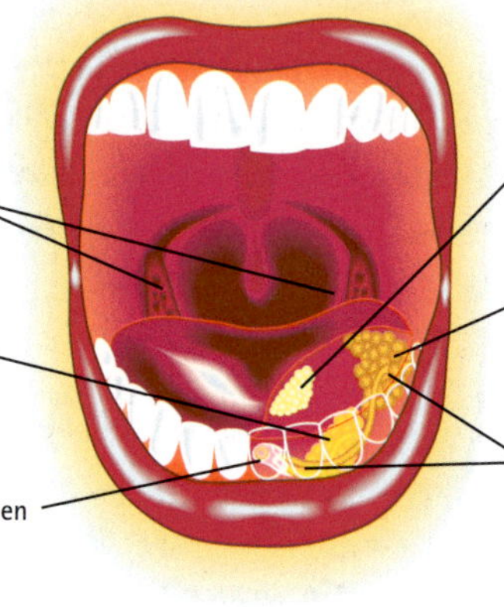

Es ist sehr wichtig, Nahrung nur in kleinen Bissen zu sich zu nehmen und sie beim Kauen mit ausreichend Speichel zu durchmischen.

cheldrüsen im Mundbereich stark an, worauf diese mit dem Speichelsekret spezielle Enzyme (Amylasen) absondern. Damit setzt eine Vorverdauung bereits im Mund ein: So können z. B. einige Kohlenhydrate bereits hier aufgespalten werden. Nach dem Schlucken gelangt der Speisebrei in die ca. 25 Zentimeter lange Speiseröhre. Hier wird er durch aktive Muskelbewegungen in Richtung Magen befördert.

Die Aufgaben des Magens

Die Nahrung passiert den ringförmigen unteren Speiseröhrenschließmuskel, der die Speiseröhre sofort nach der Nahrungspassage zum Magen hin abschließt. Die Nahrung wird im Magen zwischengelagert und dabei mit Verdauungssäften durchsetzt. Die Mageninnenwand ist mit einer Schleimhaut bedeckt und gibt über eine große Anzahl von Drüsen Verdauungssäfte ab, die Enzyme enthalten. Die Eiweißverdauung kann somit beginnen. Eine besondere Rolle spielt hierbei die Salzsäure, die im menschlichen Organismus nur im Magen vorkommt.

Diese starke Säure kann die Speisen schnell zersetzen. Zudem schützt sie den Körper vor Krankheitserregern, da sie schädliche Keime abtötet. Die Muskelschichten des Magens ziehen sich alle 20 Sekunden zusammen und vermengen so den Nahrungsbrei mit dem salzsäurehaltigen Magensaft. Dann gibt der Magen den Nahrungsbrei in kleinen Portionen an den Zwölffingerdarm ab.

Gegen die aggressive Salzsäure ist die Magenwand durch eine spezielle Schleimhaut geschützt. Ist diese durch Entzündungen geschwächt, kann die Salzsäure an den Magenwänden Geschwüre verursachen.

Der Dünndarm

Auch an diesem Übergang befindet sich ein kräftiger Schließmuskel, der so genannte Magenpförtner, der ein unkontrolliertes Wandern des Mageninhalts verhindert. Im Zwölffingerdarm, dem oberen Teil des Dünndarms, befinden sich die Mündungen von Gallengang und Bauchspeicheldrüsengängen. Zur endgültigen Aufspaltung der Nahrung werden ihr hier wichtige Gallensäuren und Bauchspeichelenzyme beigemischt. Der Dünndarm selbst verfügt auch über zahlreiche Drüsen, die Verdauungssäfte herstellen.

Nährstoffe gelangen ins Blut

Die wichtigste Aufgabe des Dünndarms ist die Aufnahme von Biostoffen aus der Nahrung und deren Weiterleitung ins Blut. Die Länge des Dünndarms beträgt ca. drei bis fünf Meter. Damit die innen liegende Schleimhaut eine größere Oberfläche erreicht, ist sie in zungenförmige Zotten gefaltet. Sie hat so eine vielfach höhere Aufnahmekapazität. Nachdem die Nahrung in ihre molekularen Bestandteile zerlegt wurde, kann sie über verschiedene Mechanismen durch die Darmwand hindurch in die feinen Netze der Blutgefäße transportiert werden. Der Dünndarm hat jedoch noch eine weitere Funktion: Er muss den Wasserhaushalt des Organismus regulieren. Der Dünndarm ist nicht mit der

Bauchwand verwachsen. Seine lockere Einbettung in einer Falte des Bauchfells garantiert optimale Bewegungsfreiheit für die Verdauungsarbeit.

Der Dickdarm

An einem Tag filtert der Dünndarm bis zu zehn Liter Wasser aus dem Darminhalt heraus und leitet es weiter an andere Teile des Organismus.

Die Darmperistaltik, das sind rhythmische, wellenartige Bewegungen, befördert die Nahrungsreste in den Dickdarm. Dieser ist etwa eineinhalb Meter lang und hat verschiedene Verdauungsaufgaben: Zunächst entzieht er dem noch flüssigen Stuhl Wasser, um es für den Körper zurückzugewinnen. Auf der Schleimhaut des Dickdarms befinden sich zahlreiche Drüsenausgänge und Spezialzellen, Becherzellen genannt. Sie produzieren den Schleim, der für die Gleitfähigkeit des Darminhalts benötigt wird.

Auch im Dickdarm werden aus der Nahrung noch Spurenelemente und andere Mikrobestandteile für den Organismus gewonnen. Spezielle Bakterien wandeln die nicht weiter verwertbaren Nahrungsreste – dies sind hauptsächlich Ballast- und Faserstoffe – in Kot um.

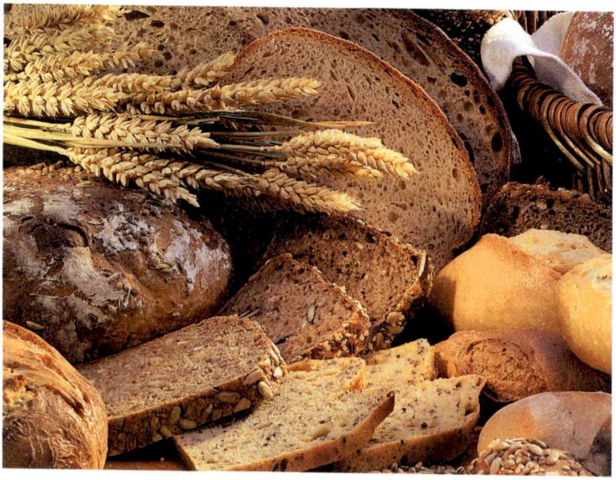

Ballaststoffe für den Darm: Neben Gemüse sind sie am meisten in Vollkorngetreide enthalten.

Gestörte Verdauung

Eine zu geringe Aufnahme von Ballaststoffen, chemisch vorbehandelte und zu fette Nahrung kann zu Störungen bei der Verdauung führen. Die Verarbeitung der zugeführten Lebensmittel kann in den verschiedenen Bereichen des Magen-Darm-Trakts nicht mehr vollständig ablaufen, schädliche Bakterien breiten sich aus. Es kommt zu einer Ansammlung von Körpergiften, die nicht mehr ausgeschieden werden. Resultat der langsam sich einschleichenden Eigenvergiftung des Organismus können Leistungsschwäche, Müdigkeit, unklare Kopfschmerzen, Hauterkrankungen und entzündliche Gelenkleiden sein.

Der Dickdarm des Menschen wird von etwa 100 000 Millionen Bakterien pro Gramm Darminhalt bewohnt. Sie gehören zu ca. 400 verschiedenen Bakterienarten.

Körpereigene Abwehr durch den Darm

Den wenigsten Menschen ist bewusst, dass der Darm ein wesentlicher Bestandteil des körperlichen Immunsystems ist. Ähnlich wie die Haut schützt er den Organismus nach außen, er bildet im Grund eine Grenze zur Außenwelt. Eine intakte Darmflora spielt dabei eine große Rolle. Ein kompliziertes System aus verschiedensten Abwehrmolekülen, Abwehrzellen und Darmbakterien macht unliebsame Eindringlinge wirkungslos.

Die Darmflora

Die Darmflora verfügt normalerweise über eine Reihe von Keimen. Werden Verdauungssäfte mit Nahrungsbestandteilen nicht ganz fertig, so springen diese Keime ein und sorgen für die vollständige Verarbeitung der verbleibenden Stoffe. Ihre wichtigste Aufgabe aber besteht darin, den Darm vor zu viel körperfremden Mikroorganismen zu schützen. Dies ist die beste Abwehr gegen Krankheiten. Der Darm und seine Bakterienflora gehören physiologisch zusammen. Ist dieses Zusammenspiel gestört, kann der Stoffwechsel auf vielfältige Weise empfindlich beeinträchtigt werden.

Mikroorganismen des Darms

Zu den bekanntesten Mikroorganismen des Darms zählen die Kolibakterien. Eine gesunde Darmflora enthält außerdem auch Proteuskeime und nicht krank machende Arten von Staphylokokken.

Die verschiedenartigen Nahrungsmittel, die wir zu uns nehmen, stellen hohe Anforderungen an die Verdauung. Nicht zuletzt ist auch sie für unser Abwehrsystem wichtig.

Die Immunabwehr des Darms wird noch von weiteren Systemen unterstützt. Zu ihnen gehören die Peyerschen Plaques. Dies sind kleine Lymphknoten, die die gesamte Darmschleimhaut durchziehen, wobei der Dünndarm damit besonders gut ausgestattet ist. Die Peyerschen Plaques funktionieren ähnlich wie die Rachen- und Gaumenmandeln in der Mundregion. Sie sorgen dafür, dass schädliche Eindringlinge abgewehrt werden.

Gleichgewicht der Bakterien

Wie andere Erscheinungen in der Natur funktioniert auch unsere Darmflora als ökologisches System, das sich in einem ausgewogenen Gleichgewicht befinden muss, um funktionstüchtig zu bleiben.

Medikamente wie Antibiotika oder Kortison verursachen eine Verschiebung dieser Balance. Denn sie bekämpfen nicht nur die schädlichen Bakterien, gegen die sie eingesetzt werden, sondern auch die für den Darm unentbehrlichen Bakterienarten. Antibiotika zerstören einen großen Teil der natürlichen Bakterien. Die Folge: Krank machende Erreger nehmen überhand, und die Darmflora kann sie oft selbst nicht mehr unter Kontrolle bringen.

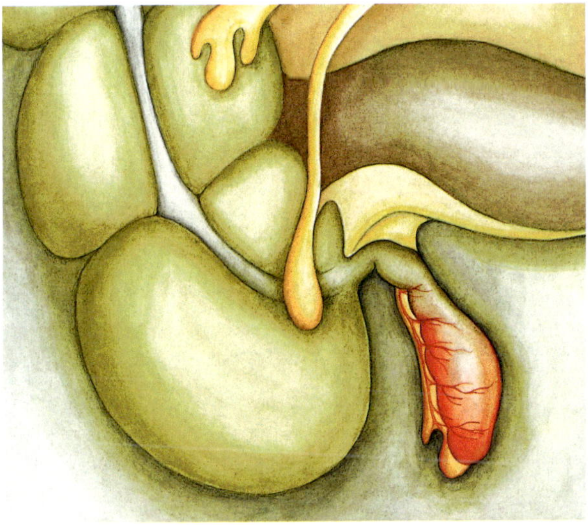

Die Lage des Blinddarms: Links führt der Dickdarm nach oben weg, rechts ist das Ende des Dünndarms, das in den Dickdarm mündet, zu erkennen. Das wurmähnliche Anhängsel ist die Appendix (Wurmfortsatz).

Der Blinddarm – keineswegs überflüssig

Der oft dem Chirurgenmesser geopferte Wurmfortsatz des Blinddarms ist nicht so überflüssig wie oft angenommen wird. Für die Aufbereitung schwer verdaulicher Stoffe ist er der richtige Fachmann. Er befindet sich am Übergang vom Dünndarm zum Dickdarm und ist nur wenige Zentimeter lang. Der Blinddarm bildet eine kleine Tasche mit einem fingerförmigen Endstück. Dies ist der so genannte Wurmfortsatz oder lateinisch Appendix. Außer für schwierige Verdauungsarbeit ist der Blinddarm auch für unser körpereigenes Abwehrsystem von Bedeutung: In diesem Darmabschnitt befinden sich zahlreiche Lymphknoten. Mit dem Lymphstrom werden Krankheitserreger zu den Lymphknoten transportiert, um dort unschädlich gemacht zu werden. Lagern sich Fremdkörper oder Kot im Wurmfortsatz ab, kommt es zur Entzündung, der Appendizitis.

Blinddarmentzündungen spielen sich nur im Wurmfortsatz ab. Bei der Blinddarmoperation wird auch nur er entfernt.

Umweltgifte und ihre Folgen

Gifte aus der Umwelt lassen sich für den Körper nicht unschädlich machen. Viele der belastenden Chemikalien lagern sich in den Zellen des Organismus an. Immer mehr Krankheiten sind auf eine Belastung durch die Umwelt zurückzuführen. Von den Schwermetallen ist Quecksilber eines der gefährlichsten Gifte für uns. Wir nehmen es nicht nur über die Nahrungskette auf, auch aus den Amalgamfüllungen der Zähne gelangt Quecksilber in den Organismus.

Gifte, die uns am stärksten belasten

- *Lösungsmittel,* die ein Bestandteil von Farben, Lacken und Klebstoffen sind. Auch bei der chemischen Reinigung sind sie unverzichtbar und gelangen somit in unsere Kleidung.
- *Formaldehyd,* dessen Verwendung, z. B. in Cremes und Lotionen, zwar mittlerweile stark eingeschränkt wurde, das aus alten Spanplatten aber immer noch ausdampft.
- *Pestizide* wie *Lindan* oder *Pyrethroide.* Sie werden in der Industrie häufig bei der Herstellung von Kleidungsstücken aus Naturwolle oder bei der Produktion von Polstermöbeln und Teppichen verarbeitet, um diese langfristig vor Mottenbefall zu schützen.
- *Pentachlorphenol* in Holzschutzmitteln. Seit Dezember 1989 ist der Einsatz dieser Substanz zwar verboten, doch alte Anstriche enthalten sie noch immer bzw. dünsten sie weiter aus.
- Schwermetalle wie *Quecksilber, Kadmium* und *Blei,* die in der Umwelt nicht abgebaut werden und über die Nahrung in den Körper gelangen.
- *Polychlorierte Biphenyle (PCB)* wurden als Weichmacher in Klebern und Dichtungsstoffen oder als Flammenschutzmittel in Lampen verwendet. Obwohl der Einsatz von PCB in Deutschland verboten ist, gelangt es über Mülldeponien in die Umwelt.
- *Benzol, Trichloräthylen, Tetrachlorkohlenwasserstoff* und *Naphtolverbindungen* sind in Fleckenentfernern und ähnlichen Reinigungsmitteln enthalten. Der Dunst, der bei der Anwendung dieser Mittel entsteht, wird eingeatmet und gelangt dann über den Blutkreislauf in Leber und Nieren.

Krank durch die Umwelt

Langsam gewinnen wir Erkenntnisse über Umweltkrankheiten, deren Begriff noch der Generation unserer Großeltern ein Fremdwort war. Doch welche Gefahren in den von uns verwendeten Chemikalien tatsächlich schlummern, werden wir zur Gänze wohl erst erfahren, wenn es zu spät ist. Denn trotz massiver Warnungen der Fachleute werden in industriellen Fertigungsprozessen vielfach Substanzen weiterhin eingesetzt, die man schon längst aus dem Verkehr hätte ziehen sollen.

Amalgamvergiftungen

Eine Amalgamvergiftung kann die Ursache für rheumatische Beschwerden, Allergien, Migräne, Hauterkrankungen, Augenleiden und auch z.B. für Depressionen sein.

Seit mehr als 100 Jahren wird Amalgam als Füllstoff bei Karies und kariösen Erkrankungen verwendet. Neben Quecksilber enthält es Silber, Kupfer, Zinn und Zink. Über den Speichel gelangt vor allem Quecksilber in die Verdauungsorgane. Die Weltgesundheitsorganisation (WHO) schätzt, dass täglich ca. 3,8 bis 21 Mikrogramm dieses Gifts aus Zahnplomben vom Körper aufgenommen werden.

Chronisches Erschöpfungssyndrom (CFS)

Menschen, die von CFS betroffen sind, leiden unter ständiger Müdigkeit. Das Krankheitsbild vervollständigen andere Erscheinungen wie Allergien, Pilzerkrankungen, Schlafstörungen, Fieber, Kopf-, Gelenk- und Muskelschmerzen. Bei manch einem kann es sogar so weit kommen, dass er berufsunfähig wird.

Umweltgifte verursachen eine anhaltende Schwächung des Immunsystems. Eine Folge davon sind Infektionskrankheiten, die nicht mehr ganz ausheilen können. Diagnostisch ist CFS schwer zu fassen, lediglich mit einer Ausschlussdiagnose kann man der Krankheit möglicherweise auf die Spur kommen. Falls kein konkreter Krankheitsauslöser gefunden wird, tippt man auf CFS.

Sick Building Syndrom (SBS)

Auch hier sind zumeist Allergien und allergische Reaktionen die häufigsten Symptome. Diese Erkrankung wird gern als Gebäudekrankheit bezeichnet, da in Gebäuden ausströmende Schadstoffe die Verursacher sind. Es handelt sich dabei um Gifte in PVC- und Teppichböden, Tapeten, Dichtungsmassen, Farben und Möbeln. Zusätzlich gelangen in Büros Gifte bei der Verwendung von Fotokopiergeräten und Druckern in die Luft. Wenn eine Klimaanlage vorhanden ist, verteilt diese die Schadstoffe im ganzen Gebäude.

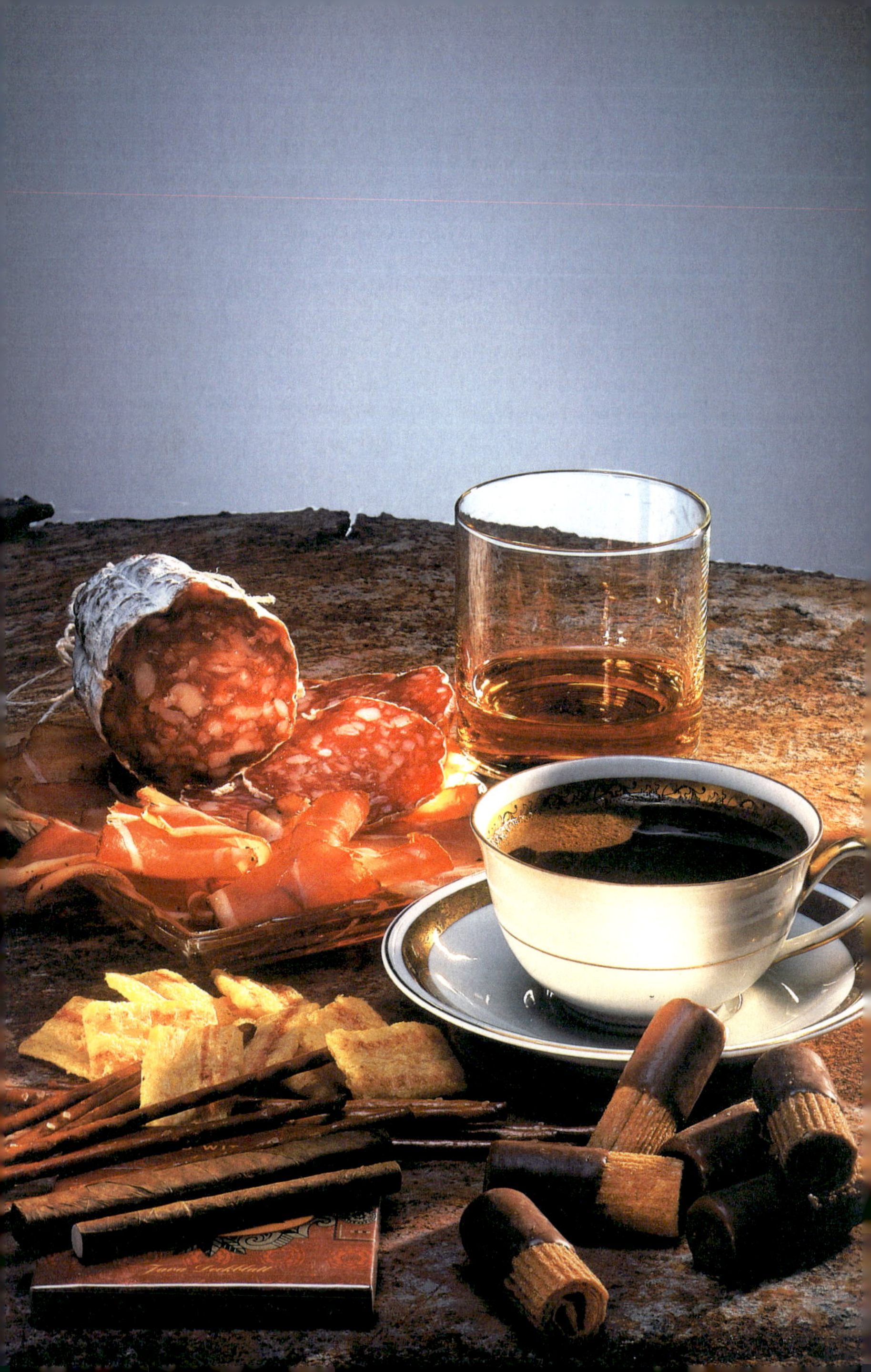

Wenn Gifte den Darm belasten

Jeder bewertet Probleme mit der Verdauung individuell. Es gibt Menschen, die sich schon bei leichten Blähungen krank fühlen. Dafür stört es andere in ihrem Wohlbefinden nicht, wenn sie seit Jahren heftiges Sodbrennen haben. Bleibt der Stuhlgang aus, spricht der eine bereits nach einem Tag von Verstopfung, der andere erst nach drei Tagen oder einer Woche. Deshalb ist es wichtig, die Eigentümlichkeit der Lebens- und Ernährungsweise des Einzelnen in die Diagnose der Darmerkrankungen einzubeziehen.

Darmstörungen

Störungen des Darms werden oft nicht bewusst als solche registriert. Ein kranker Darm macht nicht nur durch Blähungen und Unterleibsschmerzen auf sich aufmerksam, sondern kann sich auch durch Hautausschläge, Gelenkrheumatismus und Herz-Kreislauf-Beschwerden äußern. Gerade Frauen sollten Verstopfung nicht jahrelang mit Abführmitteln selbst behandeln. Verhärtungen und Verspannungen des Bauchs, die Druck auf die weiblichen Organe ausüben, können die Folge sein.

Wenn es um die Verdauung geht, kennt unsere Gesellschaft viele Tabus. Für die Beurteilung der eigenen Befindlichkeit wäre die Kenntnis einer »normalen« Beschaffenheit des Stuhls wichtig. Doch darüber kann man sich gewöhnlich mit niemandem austauschen oder Vergleiche ziehen. Es bleibt nur der Weg zum Arzt, sobald sich in diesem Bereich Probleme als chronisch erweisen.

Wir essen und trinken viel zu viel: Pro Kopf nehmen wir jährlich durchschnittlich 90 Kilogramm Fleisch und 170 Liter alkoholische Getränke zu uns.

Grundübel – unsere Essgewohnheiten

Entgiftung mit Nebenwirkungen: Der Genuss von Zitrusfrüchten kann unter Umständen zu unangenehmem Aufstoßen führen. Decken Sie in solchen Fällen Ihren Vitamin-C-Bedarf aus anderen Quellen.

Der griechische Arzt Hippokrates stellte richtig fest, dass »alles Übel im Darm wohnt«. Gerade weil wir meinen, heute zu keiner Zeit auf etwas verzichten zu müssen, kommt es bei den meisten Menschen infolge eines geschädigten Verdauungstrakts zu den so genannten Zivilisationskrankheiten. Wir essen Erdbeeren im Winter, Zitrusfrüchte im Sommer. Statt mehrere kleine Mahlzeiten zu uns zu nehmen, »hungern« wir uns mit Kaffee und Süßigkeiten durch den Tag. Oder wir meinen, uns das Leben mit Fertigprodukten leichter zu machen. Stattdessen können sie schwer im Magen liegen und für übermäßige Säureproduktion und Völlegefühl sorgen.

Die häufigsten Ernährungsfehler

- Wir neigen dazu, den herrschenden Überfluss an Nahrungsmitteln kräftig auszunutzen und oft zu üppig zu essen.
- Wir konsumieren gern aus fernen Ländern eingeflogene Früchte, auf die unser Organismus nicht eingestellt ist.
- Das Überangebot an Lebensmitteln führt dazu, dass wir unserem Darm kaum Ruhe gönnen. Die notwendige Pause zwischen den Mahlzeiten wird gern durch verschiedene Snacks unterbrochen.
- Auch beim Essen Zeit sparen zu wollen, kann auf die Dauer verheerende Folgen haben. Wer sich immer nur auf die Schnelle Fastfood zwischen die Zähne schiebt, muss sich nicht wundern, dass die unzureichend gekaute Nahrung oft unangenehm im Magen liegen bleibt.

Beschwerden erkennen

Auftretende Unregelmäßigkeiten bei der Verdauung – Blähungen, Bauchschmerzen, Verstopfung, Durchfall – können vorübergehender Natur sein, z. B. aufgrund von Klima- und Kostveränderungen bei einer Reise. Der ganze Organismus muss sich nämlich der neuen Situation anpassen, was eine gewisse Zeit dauert und mit einigen Reaktionen verbunden sein kann. Relativ wirkungsvolle Methoden zur Beseitigung dieser Unstimmigkeiten sind Kurzdiäten, Teekuren und Wärmeanwendungen. Die meisten Darmerkrankungen sind demnach völlig harmlos und vergehen oft von selbst wieder. Manchmal handelt es sich aber bei scheinbar banalen Symptomen auch um Signale für ernsthafte Erkrankungen des Darms. Je früher Sie diese erkennen und bestimmen, umso größer ist die Chance, dass z. B. eine chronische Darmentzündung oder sogar ein Darmkrebs erfolgreich geheilt werden kann.

Nur ein Arzt kann entscheiden, ob es sich bei länger andauernden Beschwerden um ernsthafte Erkrankungen handelt. Er trifft dann die entscheidenden Maßnahmen zur Heilung.

Bauchschmerzen

Bauchschmerzen sind ein ernst zu nehmendes Symptom. Sie können entweder als heller stechender oder als dumpf-bohrender Schmerz auftreten. Es kann sich um einen wellenartigen Kolikschmerz handeln, oder es kann ein dauernder Druckschmerz sein. Die genannten Schmerzen äußern sich in unterschiedlichem Ausmaß. Sie werden von einem entzündlichen Prozess, einer Dehnung des Darms oder durch ein krampfartiges Zusammenziehen der Muskulatur verursacht. Sie können sich im Ober- oder im Unterbauch befinden und in andere Körperregionen ausstrahlen, z. B. in den Rücken oder die Beine. Mannigfaltig sind ihre Auslöser: Durchfallerkrankungen, Verstopfung, Entzündungen (Blind-

Neben einigen Gemüsesorten können schwer verdauliche Erzeugnisse aus Weißmehl, aber auch Milch und Käse schmerzhafte Blähungen hervorrufen.

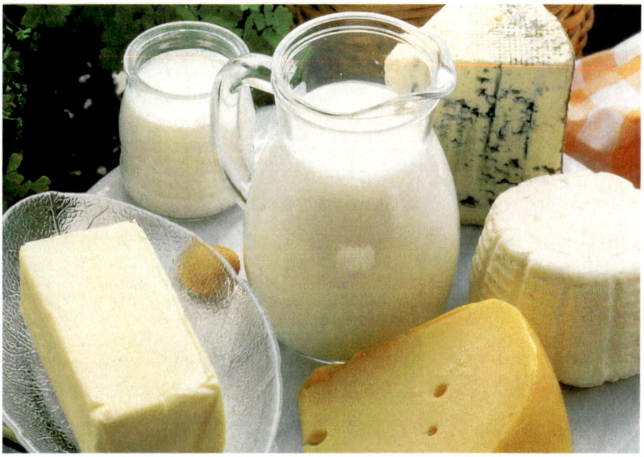

darm), Tumore oder Operationsnarben. Der Schmerz kann auch von den benachbarten Organen des Darms kommen: von den Nieren, der Blase, den weiblichen Geschlechtsorganen. Schwere psychische Belastungen können ebenfalls Bauchschmerzen verursachen. Im Folgenden erhalten Sie einen Überblick über die wichtigsten Darmerkrankungen mit Hinweisen, welche Störung die Symptome verursacht.

Blähungen können durch vermehrtes Luftschlucken (z.B. bei hastigem Essen) oder durch zu rasches Trinken von kohlensäurehaltigen Flüssigkeiten entstehen.

Blähungen

Der medizinische Fachbegriff für Blähungen lautet »Meteorismus«. Er entsteht, wenn sich im Darm vermehrt Gase ansammeln. Diese bilden sich durch Fäulnisprozesse, Arzneien oder bei Unverträglichkeiten gegenüber Nahrungsmitteln. Zumeist werden Blähungen jedoch von blähenden Speisen verursacht wie z. B. von allen Kohlarten und Hülsenfrüchten. Die unliebsamen Gase entstehen im Dickdarm, wenn Nahrungsreste zu langsam weitertransportiert und verarbeitet werden. Manche Menschen haben so hartnäckige und ausgeprägte Blähungen, dass sie einen regelrechten »Blähbauch« entwickeln. Darmgase können den Bauch derart aufblähen, dass er dem einer schwangeren Frau gleicht. Typische Beschwerden sind ein ausgeprägtes Druckgefühl, Appetitlosigkeit, zuweilen auch Atemnot und Herzbeschwerden, da die Darmgase das Zwerchfell von unten bedrängen (medizinisch Roemheld-Syndrom genannt).

Durchfall

Wenn man an Durchfall leidet, heißt das, dass die Nahrung nicht mehr richtig verdaut und zu schnell durch den Darm transportiert wird. Medizinisch nennt man diese Beschwerden Diarrhö. Eine Reizung der Darmschleimhaut verursacht eine vermehrte Absonderung von Sekreten, wodurch der Darminhalt verflüssigt wird. Eine solche Irritation kann verschiedene Gründe haben:

- Die Einnahme bestimmter Medikamente, seelische Belastungen wie Stress und Angst, Alkohol- und Nikotinkonsum können z. B. zu einer verstärkten Darmbewegung führen.
- Sind Entzündungen im Darm vorhanden, ausgelöst durch Bakterien, Viren oder Parasiten, kann die Darmschleimhaut die Nahrungsbestandteile nicht aufnehmen.
- Ein Mangel an Enzymen im Darm kann es ihm erschweren, die Nahrung richtig aufzuspalten.
- Die Reaktion des Darms kann eine Folgeerscheinung anderer bestehender Krankheiten sein, etwa einer Nierenbeckenentzündung.
- Auf das Getreideeiweiß Gluten reagieren manche Menschen allergisch, was zu chronischem Durchfall führen kann.

Sowohl beruflicher wie privater Stress kann Einfluss auf die Darmfunktion haben. Die Reaktion darauf kann Durchfall oder auch Verstopfung sein.

Nehmen Sie es nicht zu leicht

Durchfallerkrankungen führen immer zu gesteigertem Verlust von Flüssigkeit und zu einer Unterversorgung mit Nährstoffen, Vitaminen und Mineralien. Dies verursacht Müdigkeit, Abgeschlagenheit und allgemeine körperliche Schwäche. In schwereren Fällen treten Kreislaufstörungen auf, da Flüssigkeit und Mineralstoffe der Blutzirkulation nur vermindert zur Verfügung stehen. Man nennt dies Dehydratation, eine starke Entwässerung des Körpers. Erwachsene können dem Nährstoff- und Wasserverlust durch Schonkost und durch gesteigerte Flüssigkeitsaufnahme begegnen. Bei Säuglingen und Kleinkindern kommt es bei länger bestehendem Durchfall und Erbrechen zu lebensbedrohlichen Zuständen. Ihr Organismus ist weniger belastbar, ihre Reserven sind viel schneller erschöpft, was früher zu einem Kreislaufkollaps führen kann. Ärztliche Behandlung ist hier sofort erforderlich. Die Kinder müssen mit einer speziellen Nährstofflösung (Glukose-Elektrolyt-Lösung) versorgt werden, wenn nötig über Infusionen.

Übelkeit, Erbrechen, Durchfall, Fieber – dies sind meist untrügliche Anzeichen einer Darminfektion durch Bakterien.

Darminfektion durch Erreger

- **Amöben**
- **Clostridien**
- **Kolibakterien**
- **Salmonellen**
- **Shigellen**
- **Staphylokokken**
- **Viren**

Die Infekte, die diese Erreger auslösen, können unterschiedlich in Erscheinung treten: von einer Sommerdiarrhö und Lebensmittelvergiftung bis hin zu Typhus und Ruhr. Die Symptome sind krampfartige Bauchschmerzen, Durchfall, Fieber und Erbrechen.

Gewichtsverlust

Besonders bei chronischen Erkrankungen des Verdauungssystems ist ein Verlust an Körpergewicht das typische Symptom. Eine der Ursachen kann darin liegen, dass es durch die auftretende Übelkeit und Appetitlosigkeit zu einer verminderten Nahrungszufuhr kommt. Des Weiteren wird die aufgenommene Nahrung durch eine unvollständige Aufspaltung und gestörte Nährstoffaufnahme nur mangelhaft verwertet.

Ein Gewichtsverlust muss aber nicht direkt mit einem gestörten Verdauungssystem in Verbindung gebracht werden. Verschiedene Stoffwechselstörungen (z. B. eine Schilddrüsenüberfunktion) können eine gesteigerte Kalorienverbrennung verursachen und zu einer Gewichtsabnahme führen. Jedoch auch chronische Erkrankungen anderer Organe ziehen nahezu in jedem Fall einen merklichen Gewichtsverlust nach sich. Auslöser kann eine Leberentzündung (Hepatitis) sein oder auch ein an den Körperkräften zehrendes Krebsleiden. Sollten Sie bei sich eine Gewichtsabnahme feststellen, ohne zuvor eine Diät oder Ernährungsumstellung durchgeführt zu haben, ist es ratsam, einen Arzt aufzusuchen.

Wenn Sie ohne eigenes Dazutun Pfunde verlieren, ist dies nicht immer Anlass zur Freude. Plötzlicher Gewichtsverlust kann ernsthafte Ursachen haben.

Verstopfung

Medizinisch nennt man eine Verstopfung Obstipation. Sie bedeutet, dass es zu selten zu einer Stuhlentleerung kommt und der Stuhl selbst zu hart ist. Alle drei Tage – oder dreimal am Tag? Ab welcher Häufigkeit des Stuhlgangs muss man von Obstipation sprechen? Das ist sowohl eine Frage der individuellen Einstellung als auch kulturbedingt. Menschen in Drittweltländern etwa ha-

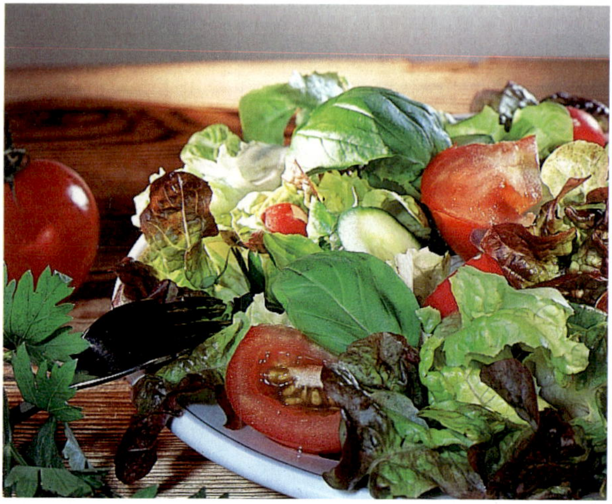

Bestes Mittel gegen Verstopfung: die richtige Kost. Mit viel Obst, Salat und Gemüse sollte es eigentlich immer klappen… Allerdings muss man auch viel Flüssigkeit zu sich nehmen.

ben sehr häufig (mehrmals am Tag) Stuhlgang, weil sie sehr viel Faserkost zu sich nehmen, also reichlich frisches Obst, Gemüse und Getreide. Bei uns ist es durchaus normal, nur alle zwei bis drei Tage Stuhlgang zu haben.

Die Häufigkeit des Stuhlgangs ist individuell unterschiedlich. Sie hängt u. a. davon ab, ob Sie viel faserreiche Kost wie Obst und Gemüse zu sich nehmen.

Verstopfung macht krank

Einige Formen von Verstopfung müssen jedoch als wirkliche Krankheit eingestuft werden. Dies ist dann der Fall, wenn sie den Betroffenen stark in seinem allgemeinen Befinden einschränken, zu Folgeerkrankungen führen oder nur noch mit Medikamenten behandelt werden können. Die Ursachen für eine Obstipation sind vielfältig. Sie kann akut auftreten oder über einen längeren Zeitraum bestehen, manchmal viele Monate oder gar Jahre. Mechanische Ursachen für eine Verstopfung sind selten. Hierbei müsste es zu einem Hindernis im Darm kommen wie etwa einem Tumor, Polypen oder entzündlichen, also geschwollenen Narbensträngen.

Woher kommt Verstopfung?

Meist haben Verstopfungen jedoch seelische Belastungen, falsche Lebens- und Ernährungsgewohnheiten oder die Einnahme bestimmter Medikamente zur Ursache. Der Darm wird träge, wenn wir uns nicht ausgewogen ernähren, d.h. zu wenig Ballaststoffe und dafür zu viel Zucker, Weißmehlprodukte und konservierte Nahrung zu uns nehmen. Mangelnde Bewegung, ein hektischer Tagesablauf und häufiger Konsum von Medikamenten tragen ihren Teil dazu bei, dass die Darmperistaltik immer mehr nachlässt und die Passage des Darminhalts zunehmend stagniert. Schon befindet man sich in einem Teufelskreis: Je länger sich die Speisereste im Darm aufhalten, umso mehr Flüssigkeit wird ihnen entzogen. Es kommt zu einer Verhärtung des Stuhls, die Obstipation verstärkt sich.

Achten Sie darauf, Abführmittel nur in akuten Fällen und nie über einen längeren Zeitraum einzunehmen. Richtige Ernährung und ausreichende Bewegung können den Darm auf Dauer in Schwung bringen.

Das Leiden fängt klein an

Die chronische Verstopfung entwickelt sich schleichend und beginnt zunächst mit einem leichten Stuhlverhalt, der von den Betroffenen meist gar nicht registriert wird. Zu einem richtigen Problem wird es, wenn Verstopfungen über längere Zeiträume anhalten. Die Betroffenen versuchen, ihre Beschwerden mit Abführmitteln zu lindern. Dies führt zunächst zum Erfolg, der jedoch bald nachlässt. Um den Darm noch um ein Quäntchen mehr in Bewegung zu bringen, müssen bald immer stärkere Mittel in höherer Dosierung eingesetzt werden. Es stellt sich eine Gewöhnung ein, der Darm wird immer träger, und die Gefahr des Medikamentenmissbrauchs ist abzusehen. Werden solche Präparate über längere Zeit eingenommen, kann es zu erheblichen Verlusten an Mineralien wie Kalium oder Kalzium kommen. Eine Entwöhnung von Abführmitteln kann für die Patienten belastend sein und erfordert häufige Arztbesuche.

Besonders betroffen sind Frauen

Vom stundenlangen Sitzen im Büro wird auch der Darm müde und träge. Unverdaute Nahrungsreste bleiben zu lange im Organismus und führen zu Beschwerden.

Es sind vor allem Frauen (90 Prozent), die bei chronischer Verstopfung gern zu verschiedenen Abführmitteln greifen. Dabei stellt sich ein paradoxer Effekt ein. Einerseits bewirken diese Mittel, dass die Eigenaktivität des Darms weiter abnimmt, die Verdauung demzufolge immer schlechter wird. Andererseits sind Abführmittel nicht ungefährlich und können bleibenden Schaden anrichten. Die so genannten Laxanzien sind in breiter Palette in den Apotheken erhältlich. Es gibt Abführtees, Dragees, Tabletten, Rizinuskapseln, Glyzerinzäpfchen, Quellmittel und das drastische Glaubersalz. Im Allgemeinen werden Medikamente pflanzlicher Herkunft für harmlos gehalten. Doch man sollte vorsichtig sein. Viele Laxanzien enthalten die Wirkstoffe der Pflanzen Senna oder Aloe, die als darmirritierende Mittel eingestuft sind. Bei Dauergebrauch können sie zu schweren Veränderungen des Dickdarms führen. Verschiedene Untersuchungen haben ergeben, dass einige dieser Substanzen Krebs auslösend sein können.

Völlegefühl

Fühlen Sie sich nach einem ausgiebigen Essen übersatt und »voll«, so ist das ganz normal und braucht Sie nicht weiter zu kümmern. Denn bei einer gesunden Verdauung ist die Nahrung innerhalb weniger Stunden verarbeitet und der Druck im Bauch verschwunden. Aber es gibt Formen von Völlegefühl oder Druck im Bauchraum, die nicht von selbst abnehmen und zu einer Dauerbelastung werden. Sie haben fast immer mit Verstopfung und Blähungen zu tun. Wird nämlich die

Verdauung im Dünndarm verzögert, staut sich der Speisebrei am Magenausgang. Man hat das Gefühl, als ob »etwas feststeckt«. Die Nahrung bleibt unnötig lange im Magen, es kommen Gärungs- und Fäulnisprozesse in Gang. Es ist jedoch nicht auszuschließen, dass ein Tumor das Druckgefühl erzeugt. Deshalb sollte bei anhaltenden Beschwerden ein Arzt aufgesucht werden.

Wenn Sie doch einmal ein Abführmittel nehmen, empfiehlt sich ein so genanntes osmotisches Mittel wie Milchzucker, Mannitol, Macrogol oder Laktulose, das Wasser im Darm zurückhält und den Stuhl so verflüssigt.

Kranker Darm – vieler Leiden Anfang

Den in den vorhergehenden Kapiteln beschriebenen Beschwerden lassen sich eindeutig Unstimmigkeiten im Verdauungsapparat zuordnen. Doch in der Naturheilkunde ist seit langem bekannt, dass auch verschiedenste andere Krankheiten auf einen gestörten Darm zurückgeführt werden können.

Experten machen dafür spezielle Darmgifte verantwortlich, von denen es über 50 Verbindungen gibt. Einige davon sind Ammoniak, Aflatoxine (Giftstoffe aus dem Schimmelpilz), Nitrosamine, Fuselalkohole und das Nervengift Cadaverin. Sie bilden sich, wenn Nahrung zu lange im Darm verweilt. Denn dann werden Fäulnisprozesse in Gang gesetzt, durch die sich Gifte, Gase und Alkohole bilden. Diese schädlichen Stoffe entstehen u. a. nach dem Verzehr von Fleisch und Wurst.

Vergiftung breitet sich aus

Wie kommt es, dass sich unverdaute Speisereste in Schleimhauttaschen des Darms hartnäckig festsetzen können? Verantwortlich dafür sind übermäßig produzierte Darmgase, die den unverdauten Darminhalt geradezu in die Falten der Schleimhaut pressen. Im Darm

Folgeerkrankungen eines gestörten Darms
Störungen der Darmfunktion können mit dazu beitragen, viele andere Krankheiten auszulösen. Dazu zählen:

- Allergien und Asthma
- Stoffwechsel- und Kreislauferkrankungen
- Rheumatische Erkrankungen
- Kopfschmerzen und Migräne
- Psychische Störungen

mancher Menschen lagern solche Kotreste – auch Kotsteine genannt – zuweilen mehrere Jahre. Sie bieten einen idealen Nährboden für schädigende Gärungsprozesse und Infektionen. Die Darmflora wird in ihrem Gleichgewicht massiv gestört und kann sich nicht mehr optimal gegen Krankheitserreger zur Wehr setzen. Die Nahrung wird folglich nicht mehr ausreichend verwertet, die Krankheitsspirale beginnt sich zu drehen. Die angegriffene Darmschleimhaut entlässt Darmgifte in die Blutbahn, von wo aus sie sich in den gesamten Organismus ausbreiten können. Und damit beginnen die Angriffe auf das Immunsystem.

Gärungsprozesse im Darm können bewirken, dass der Organismus mit Fuselalkoholen überschwemmt wird. Somit können auch abstinent lebende Menschen einen Leberschaden erleiden.

Allergien und Asthma

Die Zahlen der von Allergien Betroffenen verzeichnen in den letzten Jahren leider die größten Zuwachsraten. Eigentlich ist eine Allergie nur eine Überempfindlichkeit des Körpers gegenüber bestimmten Stoffen. Jeder kennt Lebensmittelallergien, Kontaktallergien oder Heuschnupfen. Durch eine gesunde Darmflora erhält das Immunsystem Unterstützung und kann von allergenen Stoffen weniger leicht angegriffen werden. Doch nicht jede überempfindliche Reaktion des Magen-Darm-Trakts muss eine Allergie bedeuten. Nach der Einnahme bestimmter Medikamente kann es zu Unwohlsein kommen, da möglicherweise deren Wirkstoffe die Magenschleimhaut angreifen.

Die Arbeit des Immunsystems

Milz, Leber, Darm, Knochenmark und Thymusdrüse bilden die für den Schutz des Körpers nötigen Abwehrzellen.

Das Immunsystem dient als Schutzschild für unsere Gesundheit. Es ist fähig, fast alle Krankheitserreger, die uns bedrohen, abzuwehren oder sie an ihrer Vermehrung zu hindern. Ein gesundes Immunsystem kämpft demnach gegen alles, was uns krank machen könnte. Seine Funktionsweise besteht darin, Krankheitserreger zu erkennen, zu bekämpfen und sich deren individuelle Struktur einzuprägen. Für den nächsten Kontakt mit diesem Erreger hält das Immunsystem sofort spezifische Abwehrzellen, so genannte Antikörper, gegen ihn bereit, die den Eindringling im Vorfeld vernichten. Diese Antikörperbildung ist Voraussetzung dafür, dass man manche Krankheiten – wie Mumps und Masern – nur einmal im Leben bekommt und dann dagegen immun ist. Bei Impfungen macht sich die Medizin diese Erkenntnis zunutze. Wir sollten uns bewusst sein, dass etwa 80 Prozent der Reaktionen unseres Immunsystems im Darm stattfinden.

Der Körper reagiert allergisch

Der gravierende Unterschied zwischen der normalen Arbeit des Immunsystems und einer allergischen Reaktion ist, dass im letzteren Fall das Immunsystem des Guten zu viel tut. Völlig harmlose Stoffe wie Mikroteile von Blütenpollen, Tierhaare und Nahrungsmittel werden wie Krankheitserreger behandelt. Der Körper beginnt, Antikörper gegen sie zu bilden. Die Überflutung des Organismus mit Antikörpern hat zur Folge, dass die

Abwehrzellen Histamin freisetzen. Dies ist ein körpereigener Stoff, der bei erhöhter Konzentration im Gewebe Augentränen, Fließschnupfen, Niesen, Durchfall, Hautausschlag, Atemnot, die typischen Symptome einer Allergie also, auslöst.

Allergien lösen nicht immer klare Beschwerden aus. Sie können ihre Diagnostizierung erleichtern, wenn Sie auch auf Symptome wie Durchfall, Völlegefühl und Blähungen achten.

Darmgifte belasten das Immunsystem

Auf Seite 39ff. wurde bereits beschrieben, wie stark Fäulnisgifte, die aufgrund von Verdauungsproblemen entstanden und in den Blutkreislauf gelangt sind, das Immunsystem belasten. Das andauernde Vorhandensein von toxischen Substanzen bewirkt eine ständige Überreizung der Körperabwehr. Sie reagiert nicht wie erwünscht und kann die immunologischen Aufgaben nicht ausreichend wahrnehmen. Damit ist der Boden für Allergien bereitet. Zusätzlich belastend kommt hinzu, dass Fäulnisgifte des Darms direkt in die Stoffwechselprozesse eingreifen. Darmtoxine können die Rückbildung von Histaminen hemmen, so folgern Ergebnisse wissenschaftlicher Untersuchungen.

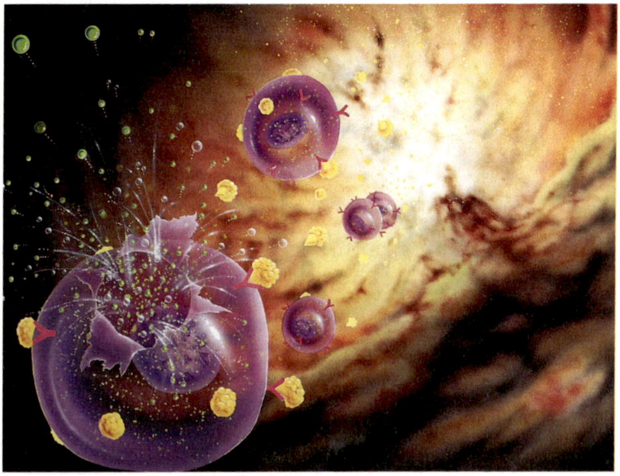

So sieht ein Heuschnupfen unter dem Mikroskop aus: Pollen treffen auf eine Abwehrzelle, die explosionsartig Histamin freisetzt und damit die bekannten Symptome hervorruft.

Rheumatische Erkrankungen

Mit dem Begriff »Rheuma« werden mehr als 300 verschiedene Krankheiten und Störungen des Bewegungsapparates – Gelenke, Muskeln, Sehnen, Bänder – zusammengefasst. Laut statistischen Angaben leiden in Deutschland mehr als 12 Millionen Menschen unter diesen Erkrankungen. Die Ursachen hierfür sind noch lange nicht hinlänglich erforscht und können ganz unterschiedlicher Natur sein.

Gelenkentzündungen und Gicht werden oft durch eine Übersäuerung des Körpers verursacht. Fleisch und Fett sind z. B. säurebildende Nahrungsmittel.

Durch Gifte in die Irre geleitetes Immunsystem

Einen Schwerpunkt dieser so genannten Krankheiten des rheumatischen Formenkreises bilden die Folgeerkrankungen von Entzündungen. Ursächlich können u. a. harmlose Magen-Darm-Infekte oder auch einmal Borrelieninfektionen sein. Borrelien sind Bakterien, die durch Zecken übertragen werden. Borrelieninfektionen haben schmerzhafte Entzündungen der Knie- und Hüftgelenke zur Folge. Da diese Gelenkentzündung nicht mit der Ursprungsinfektion zusammenhängt, nennt man sie reaktive Arthritis. Die Körperabwehr ist bei ihrer Reaktion auf die falsche Bahn geraten und richtet ihre Energien gegen die Gelenkinnenhaut. Schädliche Stoffwechselprodukte der Erreger sind wohl der Auslöser für diese Fehlleitung.

Ähnliche Vorgänge können toxische Stoffe aus einer kranken Darmflora hervorrufen. Wie so oft bestimmt auch hier die Dosis die Auswirkung. Es ist zwar noch nicht exakt erwiesen, dass eine langwierige Störung der Darmfunktion zu einer rheumatischen Erkrankung führt. Doch lässt sich umgekehrt festhalten, dass umfangreiche Darmsanierung und Ernährungsumstellung bei Rheumakranken erstaunlich erfolgreich waren.

Stoffwechselerkrankungen

Die beste Nahrung nützt nichts, wenn das Verdauungssystem die Nährstoffe nicht richtig aufnehmen und umsetzen kann. Zu dieser Erkenntnis gelangte um die Jahrhundertwende der österreichische Arzt Franz X. Mayr. Er folgerte, dass eine zunehmende »Versumpfung« in einem kranken Darm weitreichende Auswirkungen auf den ganzen menschlichen Organismus haben kann. Besonders betroffen ist der Stoffwechsel mit seinen genau abgestimmten Regulationsmechanismen. In jeder einzelnen Körperzelle finden seine zahlreichen, miteinander verzahnten, biochemischen und physikalischen Abläufe statt. Erfährt dieser Mikrokosmos Störungen, ist davon langfristig auch der Makrokosmos – also der gesamte Organismus – betroffen.

Beschwerden aufgrund eines übersäuerten Organismus treten meist verdeckt auf. Die Betroffenen fühlen sich krank, können jedoch oft gar nicht sagen, warum.

Übersäuerung

Bei gestörter Darmfunktion kann die Nahrung noch so hochwertig sein, der Körper wird trotzdem nicht ausreichend versorgt. Übersäuerung spielt dabei eine wichtige Rolle. Die Nahrungsmoleküle werden im Darm nur unvollständig aufgespalten und durch die vorhandenen Toxine in ihrer Qualität vermindert. Die Zyklen des Stoffwechsels können nicht mehr reibungslos funktionieren, d.h. dass die Verarbeitung der Moleküle stagniert, es kommt zu Blockaden. Die Zellen werden nicht mehr ausreichend versorgt und kommen daher ihren Aufgaben nicht vollständig nach: Es sammeln sich die unverarbeiteten Zwischenprodukte des Stoffwechsels an, belasten das Gewebe, rufen dort Vergiftungserscheinungen hervor. Diese Ablagerungen bezeichnet man gern als Schlacken und sieht sie als Verursacher verschiedener Beschwerden. Schlacken lagern sich beispielsweise an den Nerven und in Muskel- und Organgewebe ab und können somit zu Herz-Kreislauf-Störungen führen, Leber und Nieren belasten und das Immunsystem schwächen. Solche Veränderungen im Stoffwechel begünstigen auch die weit verbreitete Zuckerkrankheit (Diabetes mellitus).

Wenn wir unter Stress stehen, verändern sich auch die Muskelbewegungen unseres Darms. Denn über das vegetative Nervensystem steht auch er mit dem Gehirn in Verbindung.

Darm und Psyche

Keiner wird bestreiten wollen, dass es einen Zusammenhang zwischen Verdauung und seelischer Ausgeglichenheit gibt. Nach einer allzu üppigen Mahlzeit kann jeder an sich selbst beobachten, wie sich allgemeine Schlappheit und Unlust breit machen und dass an körperliche Aktivitäten nicht zu denken ist. Menschen mit chronischer Darmträgheit können in den Verrichtungen des Alltags derart beeinträchtigt sein, dass sie diese kaum noch bewältigen. Daraus können sich in manchen Fällen sogar Depressionen entwickeln. Denn der Darm steht in direkter Verbindung mit dem vegetativen Nervensystem und beeinflusst auf diesem Weg unsere Psyche. In welcher Menge neuronale Botenstoffe vorhanden sind, wird nicht zuletzt auch durch die Verdauungs- und Stoffwechselprozesse bestimmt. So weiß man z. B. von Personen, die sich einem längeren Fasten unterziehen, dass Neurotransmitter wie die Endorphine in verstärktem Maß ausgeschüttet werden und die Stimmung positiv beeinflussen. Auf der anderen Seite entfalten die Giftstoffe aus einer gestörten Verdauung in vielen Organen und Gewebestrukturen ihre schädigende Wirkung. Diese Irritation erstreckt sich auch auf diejenigen Zentren im Gehirn, die für die Steuerung unserer Gefühle und Stimmungen verantwortlich sind.

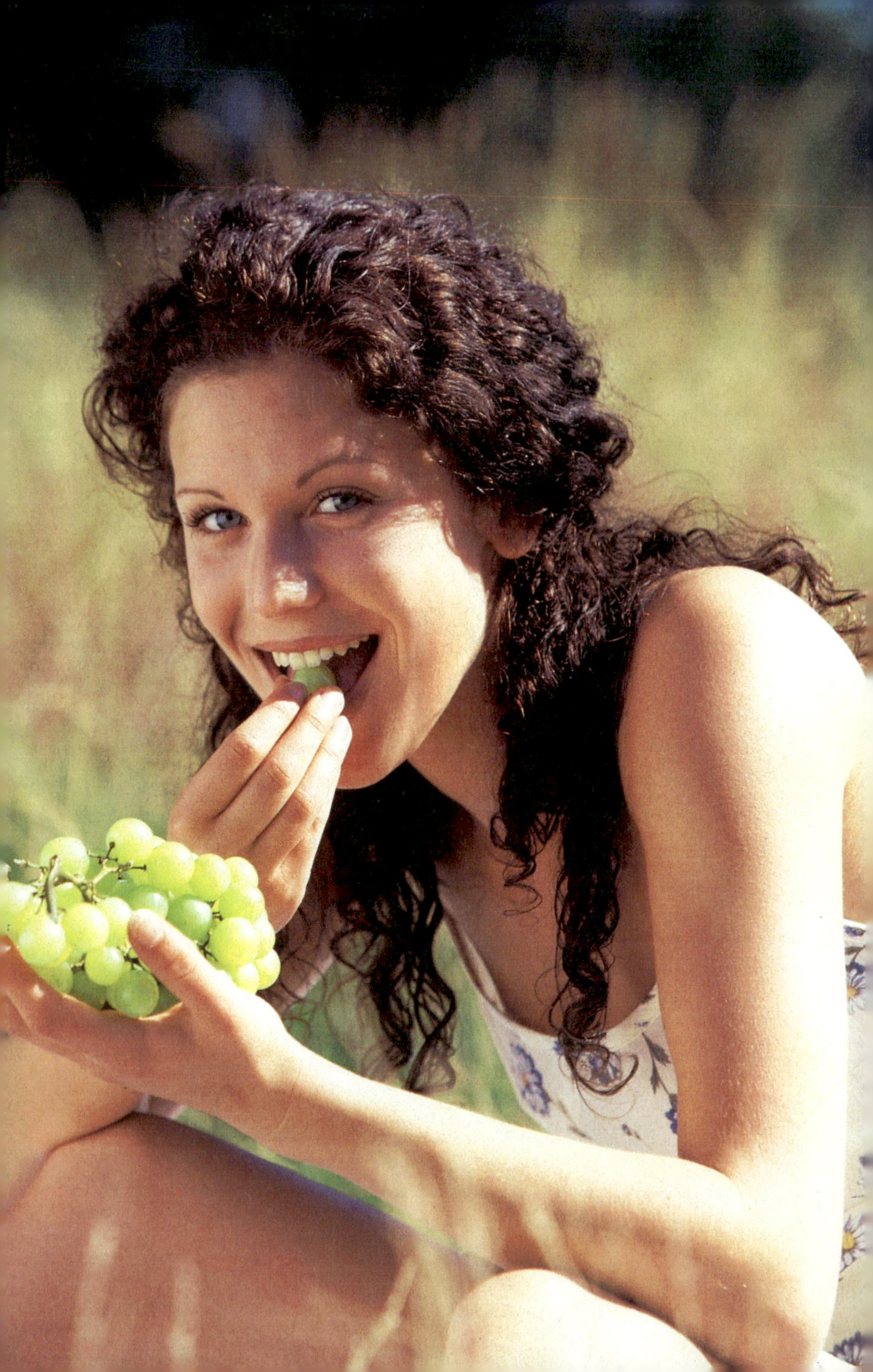

Durch Ernährung entgiften

Wie in anderen Bereichen des menschlichen Lebens ist es auch bei der Gesundheit wichtig, immer wieder mal »großen Hausputz« zu machen. Dies gilt in erster Linie für den Darm. Denn wie bereits beschrieben wurde, können sich dort in der faltigen Schleimhaut besonders gut Nahrungsreste festsetzen und Ihnen direkt oder indirekt Probleme bereiten. Die Statistiken belegen, dass heute im Durchschnitt jeder Zweite darmkrank ist.

Die Leberwerte regulieren

Es lässt sich vermuten, dass Krankheiten, die durch gestörte Verdauungsfunktionen verursacht sind, einen größeren Anteil an den gesamten Erkrankungen unserer Gesellschaft ausmachen als bisher angenommen. Dass gar nicht oder falsch behandelte Darmstörungen Lebensjahre kosten können, belegen die Zahlen über Darmkrebserkrankungen. In der Krebsstatistik wird diese Krebsart zu den Spitzenreitern gerechnet. Jährlich ist hier ein Zuwachs von 10 bis 15 Prozent zu verzeichnen. Fraglos anerkannt ist mittlerweile die Ansicht, dass Ernährungsfaktoren auch bei dieser gefährlichsten aller Darmerkrankungen eine maßgebliche Rolle spielen.

Darmkrankheiten, die über längere Zeit ignoriert oder nicht richtig behandelt werden, können Lebensjahre kosten. Dies ist die Meinung anerkannter Ärzte und Wissenschaftler.

Unsere Leberzellen produzieren pro Tag zwischen 800 und 1000 Milliliter Gallenflüssigkeit. Viele fetthaltige Speisen wären ohne sie für den Organismus nicht zu verdauen. Die mit der Nahrung aufgenommenen Fette zerlegt die Gallenflüssigkeit in mikroskopisch kleine Tröpfchen. In dieser Form können sie abgebaut und verwertet werden. Eine gesunde Leber filtert pro Minute etwa einen Liter Blut nach verwertbaren Bestandteilen und Schadstoffen durch. Die Körperentgiftung läuft dabei auf Hochtouren. Wenn die Leber überlastet ist, sollten Sie ihr mit den folgenden Mitteln aus der Kräuterapotheke wieder zu ihrer normalen Leistung verhelfen.

Leberfunktionsproben bestimmen das Ausmaß von akuten und chronischen Erkrankungen der Leber. Eine Störung der Leberfunktion hängt oft mit einem irritierten Eiweißstoffwechsel zusammen.

Leberblümchen

Nicht umsonst heißt es so. In der Volksmedizin wird das Leberblümchen seit Generationen zur Anregung der Lebertätigkeit eingesetzt. Aber Achtung: Nur das getrocknete Kraut darf verwendet werden. Frische Pflanzenteile können schwere Magenbeschwerden verursachen.
11/2 Esslöffel des Krauts mit 1/4 Liter Wasser übergießen. Nach 10 Stunden abseihen und während des Tages immer mal 1 Tasse leicht angewärmt trinken.

Ringelblume

Zur Wundbehandlung wird eine Salbe mit Ringelblumenextrakt gern verwendet. Innerlich angewandt, regt Ringelblumentee die Bildung von Gallenflüssigkeit in der Leber an.
2 Teelöffel der getrockneten Blüten von Ringelblumen mit 1/4 Liter Wasser übergießen, 10 Minuten ziehen lassen, abseihen. Über den Tag verteilt 3 Tassen lauwarm trinken.

Wermut

Von ihm stammt die allgemeine Bezeichnung für likörartige Getränke, die wie der Wermut selbst den Bitterstoff Absinthin enthalten. Aber auch als Tee dient er hervorragend dazu, die Leberfunktion anzuregen und Leberstörungen zu beseitigen. Mehr als zwei Tassen täglich sollten Sie nicht zu sich nehmen, da das ätherische Öl des Wermuttees die Substanz Thujon enthält, die in hohen Dosen giftig ist. Vorsicht: Schwangeren ist dieser Tee auch nicht zu empfehlen, da er Fehlgeburten auslösen kann.

1 Teelöffel getrocknete Wermutblätter mit 1/4 Liter kochendem Wasser überbrühen, 4 Minuten ziehen lassen, abseihen und täglich 2 Tassen davon trinken.

Wermut ist eines der wichtigsten Heilmittel bei Verdauungsschwäche. Er regt die Sekretion aller Drüsen, die an der Verdauung beteiligt sind, an.

Wegwarte

Diese Heilpflanze hilft der Leber generell bei ihrer Regenerierung und regt die Bildung von Gallenflüssigkeit an. Man kann die frischen Blätter als Salat essen. Ein aus den getrockneten Wurzeln und Blättern zubereiteter Tee hat seine größte Wirkung, wenn Sie ihn zu den Mahlzeiten trinken.

1 knappen Teelöffel mit 1 Tasse kaltem Wasser übergießen, allmählich zum Sieden bringen, abseihen, und fertig ist der leberregenerierende Trunk.

Mehr als nur ein kulinarischer Genuss – Artischocken

Nicht nur ihre zarten Herzen sind eine Delikatesse, Artischocken sind außerdem auch noch gesund. Das in Artischocken enthaltene Zynarin sorgt für eine Kräftigung der Leber und schützt sie vor schädlichen Einflüssen. Eine besonders große Wirkung haben Artischockenblätter, die man normalerweise bei der Zubereitung abschneidet und wegwirft.

Für einen Tee zur Regenerierung der Leber übergießen Sie 1 gestrichenen Teelöffel getrockneter Artischockenblätter mit 1 kleinen Tasse Wasser. Nach 5 Minuten abseihen und jeweils vor den Mahlzeiten trinken.

Die Nierenfunktion stärken

Heilmittel für die Nieren haben zumeist eine diuretische Wirkung, d. h. sie sollen die Harnausscheidung anregen.

Die Nieren sind erstaunlich gut versichert. Auch wenn es einmal zu einer Schädigung von 80 Prozent der Nierenzellen kommt, sind die übrigen immer noch in der Lage, eine komplette Entgiftung durchzuführen. Soweit sollten Sie es nach Möglichkeit nicht kommen lassen. Einen großen Dienst erweisen Sie Ihren Nieren, wenn Sie täglich mindestens zwei Liter Flüssigkeit zu sich nehmen. Darüber hinaus können Sie Ihre Nieren mit Mitteln aus der Naturapotheke unterstützen.

Bohnen

Bohnenschalen sind wegen ihrer harntreibenden Substanz Arginin für die Nieren nützlich.

3 Teelöffel getrocknete Bohnenschalen mit kaltem Wasser übergießen, langsam zum Kochen bringen, 4 Minuten sieden lassen, abseihen. Zwischen den Mahlzeiten 3-mal am Tag 1 Tasse trinken.

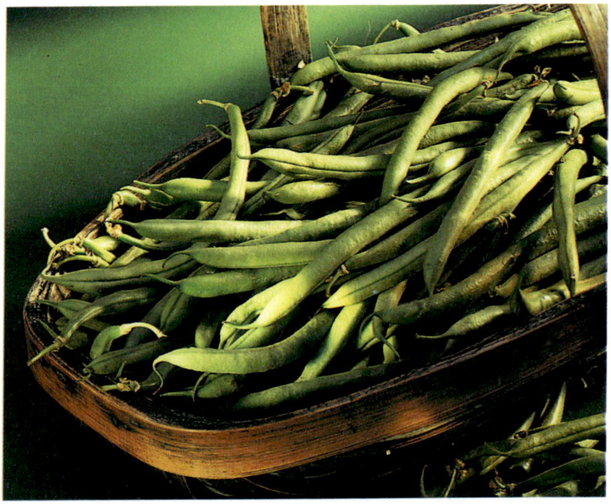

Achtung bei Bohnen: Frische, ungekochte Pflanzenteile enthalten Substanzen, die schwere Vergiftungen auslösen können.

Goldrute

Die Goldrute ist ein äußerst wirksames Mittel zur Anregung der Harnbildung und Durchspülung, da sie Saponine und Polyphenole enthält. Falls jedoch bereits eine Einschränkung der Nierenfunktion oder ein Nierenleiden besteht, sollten Sie die folgende Anwendung nur nach ärztlicher Rücksprache durchführen.
Übergießen Sie 1 Esslöffel getrocknete Sprossspitzen mit heißem Wasser, lassen Sie das Ganze 10 Minuten ziehen. Abseihen und 2 bis 3 Tassen über den Tag verteilt in kleinen Schlucken trinken.

Heilpflanzen wie die Goldrute werden für die Nieren und Harnwege u. a. auch deswegen eingesetzt, weil sie eine entzündungshemmende und desinfizierende Wirkung haben.

Hauhechel

Bereits im Altertum wurde Hauhechel zur Anregung der Nierentätigkeit verwendet. Beachten Sie auch hier: Nicht bei eingeschränkter Nierenfunktion anwenden.
1 Esslöffel getrocknete Wurzelstücke mit 1/4 Liter kochendem Wasser übergießen und bei Zimmertemperatur abkühlen lassen. Anschließend abseihen und 2 bis 3 Tassen während des Tages trinken. Sie sollten auf jeden Fall vermeiden, den Tee nach dem Übergießen weiter zu erhitzen. Die für die Nieren wichtigen, jedoch leider äußerst flüchtigen Substanzen im ätherischen Öl der Pflanze würden sonst verdampfen.

Labkraut

Seit Generationen wird Labkraut in der Volksmedizin gegen Nierenleiden und zur Anregung der Harnbildung erfolgreich verwendet.
1 Esslöffel getrocknete Sprossspitzen mit 1/4 Liter kaltem Wasser übergießen, zum Kochen bringen, 2 Minuten sieden lassen und nach dem Abkühlen abseihen. 2 Tassen pro Tag trinken.

Spargel

Spargel ist nicht nur ein Leckerbissen im Frühjahr, sondern auch ein ausgezeichnetes Mittel zur Unterstützung der Nieren. Er hilft bei der Beseitigung von Nierenschwäche. Erfolgreich kann in diesem Fall eine Spargeldiät sein, die jedoch nicht länger als zehn Tage dauern sollte. Zur Teezubereitung können Sie getrockneten Spargel verwenden.
3 gestrichene Teelöffel mit 1 Liter kaltem Wasser übergießen, erhitzen und abseihen, sobald es zu kochen beginnt. Täglich 3 Tassen zwischen den Mahlzeiten trinken.

Neben Obst, Gemüse und Vollkornprodukten zählen auch Milch und Honig zu den Lebensmitteln, die Sie bei einer gesunden Ernährung bevorzugen sollten. Nur dann kann der Darm seine Aufgaben optimal erfüllen.

Grundregeln einer gesunden Ernährung

Bevor in den späteren Kapiteln spezielle Kuren und Anwendungen zur Darmsanierung behandelt werden, gibt es hier zunächst einige Tipps für eine darmgesunde Ernährung. Erstens ist es am einfachsten, sofort einige der Ernährungsregeln in die Tat umzusetzen. Zweitens müssen Sie diese nach einer Kur erst recht einhalten, damit die Kur nicht vergeblich gewesen ist. Auch hier ist die Macht der Gewohnheit stärker als der Wille! Sich gesund zu ernähren, will auch geübt sein.

1. Regel: Nahrung ideal zusammensetzen

Wie Sie Ihre Nahrung zusammenstellen, ist für den Darm enorm wichtig. Bis zu 60 Prozent sollte aus Kohlenhydraten bestehen. Lieferanten hierfür sind Brot, Getreide, Kartoffeln, Reis und Nudeln.
Der Fettanteil der Nahrung darf etwa 25 bis 30 Prozent betragen. Nüsse, Mandeln, Oliven, Fisch, Pflanzensamen und kaltgepresste Pflanzenöle enthalten besonders

wertvolle Fette: Ihre ungesättigten Fettsäuren lagern sich nicht an den Wänden der Blutgefäße ab, im Unterschied zu den tierischen, gesättigten Fetten. Bestreiten Sie Ihre Fettaufnahme deshalb aus Pflanzenfetten.

Die verbleibenden 15 bis 20 Prozent der Nahrung sollten aus (überwiegend pflanzlichen) Eiweißen bestehen. Dieses ist vor allem in Kartoffeln, Erbsen, Linsen, Weizenkeimen und Sojabohnen enthalten. Tierisches Eiweiß erhalten Sie aus Fleisch (möglichst selten essen), Fisch, Eiern und Milch. Eine prozentuale Aufteilung ihrer Nahrung nach diesem Schema garantiert eine vollwertige und für den Darm gesunde Ernährung.

Balsam für den Darm ist naturbelassene pflanzliche Nahrung. Denn sie enthält reichlich Ballaststoffe, die das Wachstum nützlicher Darmbakterien fördern.

2. Regel: Dem Körper genug Flüssigkeit zuführen

Zusätzlich zur Nahrung sollten Sie täglich etwa zweieinhalb Liter Flüssigkeit trinken. Am vorteilhaftesten für den Organismus sind Mineralwasser und Kräutertees. Möglichst reduziert sollten Sie Kaffee, schwarzen Tee und Alkoholika zu sich nehmen. Sie belasten nicht nur die Darmfunktion, sondern auch den Kreislauf.

3. Regel: Bevorzugen Sie basische Lebensmittel

Der so genannte Säure-Basen-Haushalt spielt in der Körperchemie eine ganz entscheidende Rolle. Unsere gesamten Stoffwechselvorgänge sind davon abhängig, dass der Säurewert in sämtlichen Bereichen des Organismus stimmt. Wenn der pH-Wert der Haut zu sauer ist, wird sie störanfällig und neigt zu Entzündungen. Dasselbe gilt für unsere Magen- und Darmschleimhäute. Über eine Säuresteuerung bauen sie einen Schutzmantel auf, der zur Abwehr von Krankheiterregern dient. Kommt es zu einer Verschiebung des pH-Werts des Blutes, kann die Energieversorgung des Organismus zu-

Für die Aufspaltung der Speisen verlangt der Magen ein saures Milieu. Man findet dort deshalb eine starke Salzsäure vor, die der Magen selbst durch bestimmte Zellen herstellt.

So wirken die verschiedenen Lebensmittel

Der Säurewert wird meist als pH-Wert gemessen. Eine Substanz ist umso saurer, je niedriger der pH-Wert ist. Viele Vorgänge des Stoffwechsels sind in ihrer Funktion gestört, wenn das Körpermilieu zu sauer wird.

Lebensmittel und ihre Wirkung

- *Sauer:* Fleisch, Wurst, Fisch, Kaffee, schwarzer Tee, Alkoholika, Süßspeisen, Hartkäse, Quark, Getreide- und Weißmehlprodukte, Reis, Erdnüsse, Dosengemüse
- *Basisch:* Alle Gemüsesorten (außer Rosenkohl und Artischocken), Kartoffeln, Soja, Obst, Milch
- *Neutral:* Naturbelassene Öle, Butter, Mandeln

Süßes macht sauer! Auch wenn es auf den ersten Blick widersinnig erscheint: Zucker ist einer der Hauptursachen für zu viel Säure im Körper. Reduzieren Sie also Ihren Süßigkeitenkonsum, und steigen Sie auf frisches Obst um.

sammenbrechen. Dies ist lebensgefährlich. Um den reibungslosen Ablauf aller Körperfunktionen sicher zu stellen, müssen in ausreichendem Maß basische Lebensmittel aufgenommen werden. Kommt es zu einer Übersäuerung des Magens, so gerät auch die Darmflora aus ihrem Gleichgewicht. Bei der Wahl Ihrer Nahrungsmittel sollten Sie darauf achten, dass 80 Prozent davon aus dem basischen und lediglich 20 Prozent aus dem sauren Bereich stammen.

4. Regel: Keine Konserven verwenden

Wählen Sie beim Einkaufen Nahrungsmittel aus kontrolliertem Anbau aus. Sie vermeiden damit eine zusätzliche Belastung Ihrer Verdauungsorgane mit Giften. Verzichten sollten Sie soweit wie möglich auf Fertig- oder Halbfertigprodukte sowie auf Tiefkühlkost. Diese enthalten zumeist Konservierungsstoffe und andere Zusätze wie Geschmacksverstärker, Emulgatoren, Farbstoffe oder Aromastoffe. Bestrahlte Lebensmittel sollten ebenfalls gemieden werden.

5. Regel: Vitamin- und mineralstoffreich essen

Unentbehrlich für den Stoffwechsel sind Vitamine. Sie haben Einfluss auf Blutbildung und Nerventätigkeit, regulieren die Atmung und halten den Energiehaushalt in Schwung. Sie bilden eine Transporthilfe für andere wichtige Substanzen wie z. B. Magnesium und Kalzium (Mineralstoffe) oder Eisen und Selen (Spurenelemente). Sie schützen die Zellen und unterstützen die körpereigene Abwehr. Unser Organismus wird vor allem von den Vitaminen C und E sowie dem Beta-Karotin vor Angriffen aus der Umwelt – chemischen Giften, Schadstoffen, Krankheitserregern, freien Radikalen – geschützt.

Ist der Körper verstärkt körperlich oder seelisch gefordert, benötigt er vermehrt Vitamine und Mineralstoffe. Dies trifft sowohl während Schwangerschaft und Stillzeit zu als auch nach einer Krankheit.

Durch eine ausgewogene Mischkost erhält der Körper genügend Vitamine und Mineralstoffe: Durch Milch und Milchprodukte, frisches Obst, Gemüse, Getreideerzeugnisse, Kartoffeln und in einem gewissen Ausmaß auch durch Fisch und Fleisch. Nur so kann die ausreichende Versorgung mit den wichtigen Energiebausteinen Fett, Eiweiß, Kohlenhydraten und allen Vitaminen, Mineralstoffen und Spurenelementen in einem richtigen Verhältnis gewährleistet werden. Werden Vitamine in Form von Tabletten aufgenommen, besteht insbesondere bei den fettlöslichen Vitaminen A, D und E die Gefahr einer Überdosierung mit entsprechenden Nebenwirkungen.

6. Regel: Optimale Zubereitung der Speisen

Auch wenn Sie Ihren Ernährungsplan nach den Regeln 1 bis 5 zusammengestellt haben, so trägt gerade die Zubereitung der Speisen darüber hinaus zu einer darmgesunden Kost bei. Ein Überangebot an faserreicher

Rohkost beispielsweise kann bei empfindlichen Menschen eine Überbelastung des Darms verursachen. Morgens und mittags sind günstige Zeitpunkte für die Verdauung von Rohkost. Abends sollte man darauf verzichten. Sie kann über Nacht zu lange in den Verdauungsorganen liegen, ohne richtig weiterverarbeitet zu werden.

Rohkost ist nicht zu jeder Tageszeit geeignet. Dennoch sollten Sie nicht darauf verzichten. Bei den gegarten Speisen ist auf möglichst schonende Zubereitung zu achten.

Es versteht sich von selbst, dass zu langes Kochen für gesunde Speisen ebenfalls nicht von Vorteil ist. Wertvolle Inhaltsstoffe werden durch die Hitze zerstört. Es empfiehlt sich, die Lebensmittel zu dünsten oder über Dampf zu garen. In Haushaltswarengeschäften sind verstellbare Einsatzsiebe für den Kochtopf erhältlich, mit denen Sie problemlos dampfkochen können.

7. Regel: Regelmäßige Mahlzeiten in Ruhe genießen

Die übliche Einteilung der Tagesmahlzeiten ist diejenige in Frühstück, Mittagessen und Abendessen. Viel vorteilhafter wäre es jedoch, den Tag durch vier bis fünf Mahlzeiten einzuteilen. Frühstücken Sie morgens ausgiebig und reichlich, für den späten Vormittag empfiehlt sich ein kleiner Imbiss – z. B. Joghurt oder Obst. Mittags verzehren Sie eine leichte warme Mahlzeit, die idealerweise überwiegend aus Gemüse bestehen sollte. Nachmittags ist wieder eine Zwischenmahlzeit aus Obst, Vollkornkeksen oder einem Käsebrot und Tomaten angesagt. Nicht zu spät am Abend setzen Sie sich zur letzten Mahlzeit des Tages an den Tisch, z. B. zu einer Suppe und einem leichten Nudel- oder Reisgericht.

Wichtig ist, dass Sie jede Mahlzeit in Ruhe und mit Genuss verzehren. Konzentrieren Sie sich aufs Essen, d.h. lesen Sie nicht nebenbei, oder schauen Sie nicht fern. Statt große Happen hinunterzuschlingen, sollte jeder Bissen bis zu 30-mal gekaut werden. Auch wenn Ihnen das ungewöhnlich oft erscheint, werden Sie es gar nicht mehr bemerken, sobald Sie es verinnerlicht haben. Denken Sie beim Kauen an die Speisen, die Sie gerade verzehren, und versuchen Sie, alle Geschmacksnuancen zu erschmecken. Gesundheitlich bedeutet dies, dass die Nahrung im Mund bereits vorverdaut wird. Zum einen wird sie optimal zerkleinert, zum anderen kann sie während der Kauzeit mit ausreichend Speichel vermengt werden. Magen und Darm können sich ohne belastende Mehrarbeit den Verdauungsaufgaben widmen, für die sie zuständig sind. Mit ausführlichem Kauen lässt sich sogar das Körpergewicht beeinflussen. Wenn man langsam isst, können uns die Sättigungssignale aus dem Gehirn erreichen, wenn der Teller noch nicht leer ist.

Noch ein Tipp: Während der Mahlzeiten zu trinken, wirkt sich ungünstig auf die Konzentration der Verdauungssäfte aus. Es ist besser, ungefähr eine Stunde nach den Mahlzeiten bzw. zwischen den Mahlzeiten den Flüssigkeitsbedarf des Körpers zu decken. Optimal sind mindestens zwei Liter Flüssigkeit am Tag, Obst- und Gemüsesäfte, Kräutertees und Mineralwasser.

In vielen Ländern gelten andere Bestimmungen zum Lebensmittelrecht als bei uns. So sind z. B. Strahlungsbehandlungen von Gewürzmischungen kaum nachweisbar.

8. Regel: Kräftiger Biss durch gesunde Zähne

Man kann jedoch nur gründlich kauen, wenn man über gesunde Zähne verfügt. Das Kauen kann zum Problem werden, wenn Zähne von Karies befallen sind, eine Zahnprothese nicht richtig sitzt oder das Zahnfleisch Entzündungen aufweist. Dann reduziert man die Kaubewegungen automatisch auf ein Minimum und versucht lieber, die Nahrung möglichst unzerkaut zu schlucken. Gehen Sie deshalb bei Erkrankungen und Störungen im Mundbereich zum Hals-Nasen-Ohren-Arzt oder zum Kieferorthopäden. Zahndefekte lassen Sie beim Zahnarzt in Ordnung bringen.

Entgiftende Ernährungskomponenten

Einige Nahrungsmittel spielen bei der Entgiftung eine besondere Rolle. Achten Sie darauf, dass sie auf Ihrem täglichen Einkaufszettel nicht fehlen.

Zauberwort »Ballaststoffe«

Für eine reibungslose Verdauung sind Ballaststoffe ein unabdingbares Muss. Sobald sie nicht vorhanden sind, ist die Verwertung der aufgenommenen Nahrung entschieden beeinträchtigt. Ballaststoffe sind Pflanzenfasern, die vom Organismus nicht verdaut werden können. Sie werden nahezu unverändert von ihm wieder ausgeschieden. Ihre Aufgabe besteht darin, die Darmmuskulatur anzuregen und auf diese Weise die Verdauung zu fördern. Außerdem beschleunigen sie die Ausscheidung. Ballaststoffe liefern dem Körper zwar selbst keine Energie, unterstützen aber das Wachstum nützlicher Darmbakterien und räumen mit schädlichen Fäulnisbakterien auf. Pro Tag sollten Sie mindestens etwa 30 Gramm an Ballaststoffen zu sich nehmen. Sie haben diesen Bedarf abgedeckt, wenn Sie in Ihrem Tagesspeiseplan z. B. in der Früh ein Vollkornbrötchen, mittags 200 Gramm Vollkornreis, Vollkornnudeln oder Kartoffeln und am Abend zwei Scheiben Vollkornbrot berücksichtigen. Ungeschälte Hülsenfrüchte, Weizenkleie und Leinsamen enthalten reichlich Ballaststoffe.

Auf das Wie kommt es an

Achten Sie bei der Zubereitung der Speisen genau auf die Zutaten, denn diese sind oft für den Erfolg entscheidend. So sollten Sie Rohkostsalate immer mit einem hochwertigen Öl anmachen – das bedeutet, kaltgepresstes (natives) Oliven-, Distel-, Soja- oder Walnussöl. Die für den Organismus lebensnotwendigen (essenziellen) ungesättigten Fettsäuren sind in diesen Ölen enthalten. Er muss sie von außen zugeführt bekommen, denn er

kann sie nicht selbst herstellen. In drei Teelöffeln nativen Öls ist der tägliche Bedarf eines erwachsenen Menschen an ungesättigten Fettsäuren enthalten. Diese sind u. a. ganz entscheidend an der Herstellung hormonähnlicher Substanzen beteiligt, die die Magenwände vor Tabak- und Alkoholgiften schützen.
Wenn Sie Gemüse kochen, sollten Sie ausprobieren, es nur zu waschen und nicht zu schälen. Meist befindet sich der größte Anteil an Vitaminen und Mineralstoffen in den Schalen. Voraussetzung ist jedoch, dass Sie ungespritze Ware kaufen. In der Schale gekochte Kartoffeln sind wertvoller als geschälte.

Generell gilt: Rohkost ist gekochten Speisen vorzuziehen. Beim Kochen gehen viele Vitamine verloren, und Mineralstoffe werden vom Kochwasser herausgelöst.

Chicorée

Dieses bei uns meist als Salat bekannte Gemüse ist hervorragend zur Entgiftung geeignet. Denn es bindet im Darm giftige Schwermetalle wie Quecksilber, Blei und Kadmium. Sie können somit ausgeschieden werden, bevor der Organismus sie aufnehmen kann und sie ihre schädliche Wirkung entfaltet haben. Es empfiehlt sich, Chicorée roh als Salat zu verzehren.

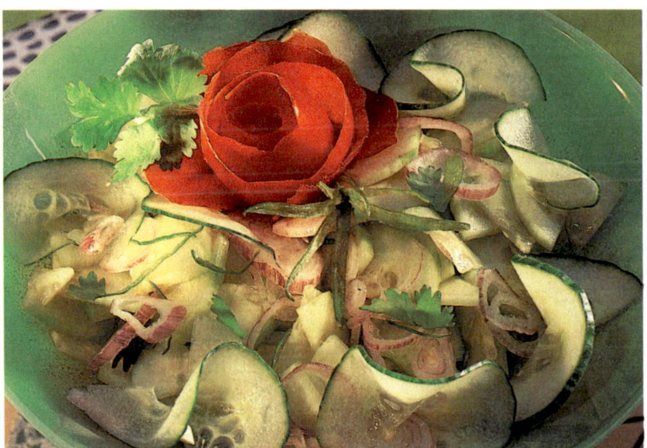

Gesunde Biostoffe liefert nicht nur der Salat. Kaltgepresstes Pflanzenöl enthält für den Organismus unentbehrliche essenzielle Fettsäuren.

Joghurt

Im Joghurt ist natürliches Prostaglandin E enthalten. Diese hormonähnliche Substanz ist im Organismus in verschiedenen Varianten vorhanden. Sie schützt die Magenwände vor Giftstoffen, die mit Alkohol oder über Tabakrauch aufgenommen wurden. Essen Sie täglich einen Becher Joghurt, und Sie halten sich die Gifte vom Leib.

Milch und Milchprodukte gehören auf den täglichen Speiseplan. Sie sorgen u. a. für die Deckung des Kalziumbedarfs unseres Organismus.

Linsen und Mangold

Für den Aufbau von Knochen- und Zahnsubstanz bieten Linsen und Mangold unentbehrliche Bausteine, denn sie enthalten reichlich Kalzium. Kalzium ist zudem ein natürlicher Gegner von Schwermetallen wie Blei und Kadmium. Je öfter Sie dieses Gemüse auf Ihrem Speiseplan haben, umso weniger können sich diese Gifte in Ihrem Organismus ablagern.

Rote Bete

Wenn Sie des Öfteren Arzneimittel gegen Sodbrennen (Aluminium in Antazida) einnehmen, können sich schädliche Metalle im Gehirn anreichern. Dasselbe gilt bei Amalgamvergiftungen, d.h. wenn Quecksilber in den Körper gelangt. Rote Bete verhindert die Ablagerung dieser giftigen Substanzen.

Möhren und Kürbisse

Kürbisse und Möhren sind besonders reich an Beta-Karotin. Dies ist eine Vitaminvorstufe, die der Entschärfung der gefährlichen freien Radikale dient.

Lauch

Auch Lauch ist eines der stark entgiftenden Lebensmittel. Durch seinen hohen Zinkgehalt wirkt er ähnlich wie

Mangold. Die Einlagerung von Schwermetallen im Gewebe wird durch das Spurenelement Zink verhindert.

Rotkohl

Diese Kohlart verfügt über besonders viel Selen, ein Spurenelement. Es regt nicht nur die Leber in ihrer Entgiftungsfunktion an, sondern schützt auch vor den schädlichen Auswirkungen freier Radikale. Außerdem bindet Rotkohl im Körper vorhandene Schwermetalle wie Blei, Kadmium oder Quecksilber und unterstützt deren Ausscheidung.

Ein fleischhaltiges Gericht sollten Sie lieber mittags zu sich nehmen. Denn am Nachmittag gegen 15 Uhr ist die für die Verdauung von Fett wichtige Gallensekretion der Leber am höchsten.

Auch im Büro gesund essen

▶ Ein erfolgreicher und gesunder Arbeitstag beginnt morgens mit dem Frühstück. Gehen Sie nicht aus dem Haus, ohne etwas im Magen zu haben. Mit einem reichlichen Frühstück aus vollwertigen Lebensmitteln starten Sie fit in den Tag.

▶ Gerade fürs Büro gilt: lieber mehrere kleine Mahlzeiten als wenige große. Durch kleinere Portionen wird der Verdauungstrakt entlastet und dennoch regelmäßig mit den nötigen Nährstoffen versorgt.

▶ Erliegen Sie nicht der Versuchung, Mahlzeiten durch zuckerhaltige Pausensnacks zu ersetzen. Sie treiben den Blutzuckerspiegel zwar schnell in die Höhe, halten aber nicht lange vor. Ballaststoffreiche Müsliriegel mit Nüssen, Getreide und getrocknetem Obst eignen sich viel besser als kleine Zwischenmahlzeit, unterstützt von einem Apfel, einer Banane oder Joghurt.

▶ Um den Durst zu löschen, sollten Sie nicht der Einfachheit halber zu süßen Limonadengetränken greifen oder pausenlos Kaffee trinken. Mineralwasser, Frucht-

Bei allen vorgestellten Rezepten ist eine wichtige Voraussetzung, dass Sie Produkte hoher Qualität kaufen. Das bedeutet u. a. Mehl und Backwaren aus kontrolliert angebautem Getreide.

und Gemüsesäfte sowie Kräuter- und Früchtetees sind auch hier die idealen Getränke.

▶ Das Abendessen als Abschluss des Tages und im Hinblick auf einen folgenden Arbeitstag sollte nicht zu spät erfolgen. Am verträglichsten ist es zwischen 18 und 19 Uhr. Es sollte nicht zu üppig ausfallen, damit die Nachtruhe nicht gestört wird.

Fitmacher Frühstück

Um den Organismus schon zu Tagesbeginn gleichmäßig mit Energie zu versorgen, sollten Sie bereits beim Frühstück auf die Ausgewogenheit von Vitaminen und Mineralstoffen achten. Sie verhindern damit, dass Körper und Seele von Stress allzu heftig angeriffen werden können.

Birnen-Dickmilch-Frühstück

Variieren Sie Ihr Birnen-Dickmilch-Frühstück nach Geschmack mit Rosinen.

Zutaten für 1 Person

1 Birne • 1/2 Zitrone • 3 EL Haferflocken • 1 Becher Dickmilch 1/2 Orange

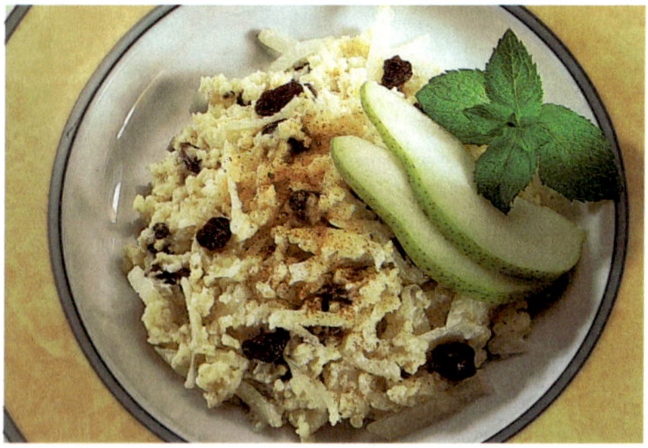

1 Reiben Sie die Birne grob in eine mittelgroße Schüssel.

2 Beträufeln Sie sie anschließend mit Zitronensaft. Haferflocken und Honig darüber geben und die Dickmilch unterrühren. Mit Orangenscheiben garnieren.

Variationen mit einer Grahamsemmel

Zutaten für 1 Person

1 Grahamsemmel • Magerkäse (Hüttenkäse, Quark, Frischkäse) • 1 TL frische Kräuter (Petersilie, Schnittlauch, Dill) Butter • Honig (kaltgeschleudert) • grüner Tee

1 Die eine Hälfte der Grahamsemmel wird mit dem Magerkäse bestrichen und mit den fein geschnittenen Kräutern bestreut. Auf die andere geben Sie ein wenig Butter und bestreichen sie mit Honig.

2 Als Getränk brühen Sie sich 1/4 Liter grünen Tee auf.

Wenn Honig bei seiner Gewinnung hoch erhitzt wird, ist er außer als Zuckerlieferant kaum noch wertvoll. Achten Sie darauf, kaltgeschleuderten Honig aus Ihrer Region zu kaufen.

Frisches Hafermüsli

Zutaten für 1 Person

4 EL Haferflocken • 125 ml frische Milch • 1 TL Honig (kaltgeschleudert) • frisches Obst (z. B. Apfel, Birne, Heidelbeeren, Banane) • 1 EL gehackte Nüsse (Wal- oder Haselnüsse, Cashewkerne) • Hagebuttentee

1 Gleich nach dem Aufstehen in einem Schälchen die Haferflocken mit der Milch gut verrühren und quellen lassen. In der Zwischenzeit können Sie sich waschen und anziehen.

2 Zu dem Milch-Hafer-Brei fügen Sie den Honig und das in kleine Würfel oder Scheiben geschnittene Obst und streuen die Nüsse darüber.
Sie sollten das Müsli mit einem kleinen Löffel essen, um sich zu zwingen, es möglichst lange zu kauen.

3 Nach dem Frühstück empfehlen sich 2 Tassen Hagebuttentee.

Joghurt mit Hirse und Weinbeeren

Wer seine Darmflora stärken will, sollte Naturjoghurt mit lebenden Kulturen verwenden. Die zugesetzten Milchsäurebakterien können im Darm ihre heilsame Wirkung entfalten.

Zutaten für 1 Person

6 EL Joghurt • 1 EL Honig • 1 Eigelb • 1 EL Rosinen
1 EL gehackte Haselnüsse • 4 EL Hirseflocken

1 Zunächst Joghurt, Honig und Eigelb in einem Schüsselchen gut miteinander vermengen.

2 Anschließend Rosinen, Haselnüsse und Hirseflocken unterrühren und ausquellen lassen.

Kleiner Imbiss zwischendurch

Zwieback mit Bananen

Zutaten für 1 Person

1 Vollkornzwieback • Butter • 1 kleine Banane • 1 Glas frisch gepresster Orangensaft

1 Zwieback mit Butter bestreichen, mit Bananenscheiben belegen.

2 Anschließend das Glas Orangensaft in kleinen Schlucken trinken.

Kekse mit Mandelpaste

Zutaten für 1 Person

4 Vollkornkekse • 1 EL Mandelpaste • Obst (Erdbeeren, Heidelbeeren, Mandarinen) • 1 Glas Buttermilch

1 Bestreichen Sie die Kekse mit der Mandelpaste.

2 Mit Obst garnieren; trinken Sie dazu die Buttermilch.

Kaltschale mit Hagebuttenmark

Zutaten für 1 Person
1 TL Hagebuttenmark • 1 Becher Biodickmilch oder Kefir
Obst (Apfel, Banane, Erdbeeren etc.) • 2 TL Knusperflocken

1 Rühren Sie das Hagebuttenmark in den Becher Dickmilch.
2 Fügen Sie das frisch geschnittene Obst hinzu, und mengen Sie zum Schluss die Knusperflocken unter.

Hagebutten sind in vielerlei Hinsicht wichtig für den Körper. Sie stärken das Immunsystem und helfen bei Venenleiden und Krampfadern, da sie die Gefäße festigen.

Energietrunk

Zutaten für 1 Person
1 EL Keimöl (kaltgepresst) • 1 großes Glas frisch gepresster Karottensaft • 1 Schuss Limonensaft

1 Rühren Sie das Keimöl gut unter den Karottensaft.
2 Geben Sie den Limonensaft hinzu. Das Öl ist notwendig, um das in den Karotten enthaltene wertvolle Vitamin A für den Körper nutzbar zu machen.

Vitamin A erfüllt wichtige Funktionen für die Sehkraft und den Zellschutz. Auch das Vitamin E im Öl schützt die Zellen und stärkt Ihre Leistungskraft.

Obst mit Zitrone

Zutaten für 1 Person
Obst zum Aufschneiden (Apfel, Birne, Banane, 1/4 Ananas)
1/2 Zitrone oder Limette

1 Schneiden Sie das Obst in mundgerechte Stücke.
2 Beträufeln Sie es mit dem Zitronen- oder Limettensaft. Kauen Sie jeden Bissen gründlich.

Gesundes zu Mittag

Renke mit Vollkornreis und Salat

Zutaten für 2 Personen

1 1/2 Tassen Vollkornreis • 1 EL Meersalz • 2–4 Fischfilets 1 Biogemüsebrühwürfel • 1 Knoblauchzehe • frischer Rosmarin und Thymian • 4 ganze Pfefferkörner • 1 Schalotte • Blattsalat nach Saison • Zitronensaft • Kräutersalz, Pfeffer • Öl

Sie sollten immer Öl mit mehrfach ungesättigten Fettsäuren verwenden. Dazu zählen u. a. Distel-, Lein-, Oliven-, Sonnenblumen- und Walnussöle.

1 Kochen Sie den Reis in genügend Wasser, das sparsam mit dem Meersalz gewürzt ist.

2 Bis der Reis fertig ist, werden die Fischfilets vorbereitet.
Füllen Sie in einen flachen Topf oder Bräter daumenhoch Wasser. Bringen Sie das Wasser zum Kochen, und lösen Sie den Brühwürfel darin auf. Dann würzen Sie den Sud mit der Knoblauchzehe, den Rosmarin- und Thymianzweigen, den Pfefferkörnern und der in feine Ringe geschnittenen Schalotte. Drehen Sie die Temperatur herunter, und legen Sie anschließend die Fischfilets in den Sud. Achten Sie darauf, dass der Sud nicht mehr sprudelt. Den Topf schließen und den Fisch 10 Minuten ziehen lassen.

3 In der Zwischenzeit den Salat waschen, gut abtropfen lassen und in eine Schüssel geben. Die Salatsauce aus Zitronensaft, Kräutersalz, Pfeffer und Öl zubereiten.

4 Den Reis abgießen, gut abtropfen lassen, anschließend auf dem Teller anrichten, das Fischfilet vorsichtig aus dem Sud heben und daneben legen. Je nach Geschmack können Sie 2 bis 3 Esslöffel vom Sud über den Reis geben.

Tomatenspaghetti mit Rucola

Zutaten für 2 Personen

250 g Vollkornspaghetti • 4 große Tomaten • 1 Biogemüsebrühwürfel • 1–2 Knoblauchzehen • frische Kräuter (Thymian, Basilikum, Rosmarin) • Meersalz, Pfeffer
etwas Crème fraîche • 1 Bund Rucola • 1 Schuss Olivenöl
2 EL geriebener Parmesan

1 Kochen Sie die Nudeln. Für die Sauce häuten Sie die Tomaten und garen sie in wenig Salzwasser. Fügen Sie den Brühwürfel hinzu.

2 Zum Würzen nach persönlichen Vorlieben fein gehackten Knoblauch und Kräuter hinzufügen. Damit die Sauce nicht zu wässrig bleibt, sollten Sie beim Kochen den Topf nicht zudecken.

3 Nach 15 Minuten wird die Sauce durch ein Sieb gestrichen und mit Meersalz, frisch gemahlenem Pfeffer und der Crème fraîche abgeschmeckt.

4 Verteilen Sie die gewaschenen und gut abgetropften Rucolablätter auf die Teller, und geben Sie die Spaghetti darauf.

5 Die Tomatensauce vom Herd nehmen und den Schuss Olivenöl untermengen, dann über die Spaghetti gießen. Zum Schluss das Gericht mit frisch geriebenem Parmesan bestreuen.

Salzen Sie sparsam, und verwenden Sie jodhaltiges Salz. Eine geschmackliche Abrundung lässt sich mit frischen Kräutern erreichen.

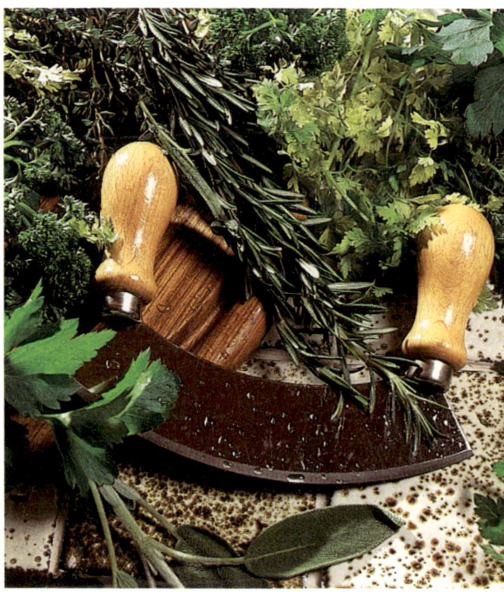

Grünkernbratlinge mit Rohrkartoffeln

Zutaten für 2 Personen
6 mittelgroße Kartoffeln • Öl • Kräutersalz
6–8 EL Sauerrahm • 2 Tassen geschroteter Grünkern
2 Eier • 200 g zarte Haferflocken • 2 kleine Zwiebeln
2 Knoblauchzehen • 2 EL gehackte Kräuter • etwas Haferflocken oder Vollkornbrösel • Pfeffer • cholesterinfreies Öl

Das Abendessen sollte nicht zu spät erfolgen, da der Darm eine gewisse Zeit zur Verdauung benötigt. Ideal wäre es, etwa um 18 Uhr die letzte Mahlzeit des Tages einzunehmen.

1 Schneiden Sie die rohen Kartoffeln in dünne Scheiben, und schichten Sie diese in eine geölte Auflaufform. Salzen Sie die geschichteten Kartoffeln, und bestreichen Sie sie mit dem Sauerrahm. In den Backofen schieben und ca. 30 Minuten bei 190 °C backen.

2 Unterdessen bereiten Sie den Teig für die Bratlinge. Kochen Sie den Grünkernschrot in der doppelten Menge Wasser kurz auf, und lassen Sie ihn dann bei geschlossenem Deckel 10 Minuten quellen.

3 In einer Schüssel vermengen Sie das Ei, die Haferflocken, die fein gehackte Zwiebel und den Knoblauch sowie die Kräuter. Zum Schluss heben Sie den abgetropften und abgekühlten Grünkern unter. Je nach Beschaffenheit des Teigs geben Sie noch Haferflocken oder Vollkornbrösel dazu. Den Teig mit Kräutersalz und etwas frisch gemahlenem Pfeffer abschmecken.

4 Formen Sie flache Küchlein, und backen Sie diese im Bratfett in der Pfanne aus. Essen Sie in kleinen Protionen, d.h. jeweils nur 1 Bratling mit 2 Esslöffeln Kartoffeln, und garnieren Sie den Teller mit viel frischen Tomaten oder Gurkenscheiben. Vor jedem Nachschlag sollten Sie überprüfen, ob Sie tatsächlich noch hungrig sind.

Leichtes Abendessen

Putenstreifen auf Salat

Zutaten für 2 Personen
200 g Putenschnitzel • Bratfett (cholesterinfrei) Kräutersalz, Pfeffer • Paprikapulver (süß) • Salat nach Saison • 2–4 Tomaten • 1/2 Gurke • Olivenöl • Balsamicoessig • 4 Scheiben Knäckebrot

1 Die Putenschnitzel in feine Streifen schneiden und im Bratfett anbraten, bis sie gar sind.

2 Legen Sie die Putenstreifen zum Abtropfen auf ein saugfähiges Papier oder Küchenkrepp, und bestreuen Sie das Fleisch mit Kräutersalz, frischem Pfeffer und dem Paprikapulver.

3 Solange das Fleisch auskühlt, bereiten Sie die Salate vor. Zunächst den Blattsalat auf Teller auslegen, darauf in Scheiben geschnittene Tomaten und Gurkenscheiben garnieren. (Salat und Gemüse sollte immer frisch eingekauft und nicht allzu lange im Kühlschrank gelagert werden.)

4 Verteilen Sie nun das Putengeschnetzelte auf dem Salatbett, und gießen Sie vorsichtig Olivenöl und Balsamicoessig darüber. Essen Sie dazu das Knäckebrot.

Achten Sie darauf, besonders das Fleisch und das Gemüse gründlich zu kauen, damit Magen und Darm es über Nacht gut verdauen können.

Nach dem Essen empfehlen sich 1 bis 2 Tassen Kräutertee: z. B. Pfefferminze, Kamille, Kümmel. Melisse oder Fenchel sind besonders verdauungsfördernd sowie lindernd bei Blähungen.

Die Rezepte auf diesen Seiten sind als Anregungen gedacht. Aus frischem Gemüse und Obst sowie vollwertigen Backwaren und Getreideprodukten lassen sich abwechslungsreiche und köstliche Mahlzeiten zubereiten.

Würzige Gemüsesuppe mit Kresse

Zutaten für 2 Personen

2 Stangen Lauch • 4 Karotten • 1/2 Sellerie • 2 Kartoffeln 2 Rote Beten oder 2 Tomaten (je nach Saison) • Kräutersalz Hefeextrakt • Pfeffer • 6 EL frische Kresse • 2 EL gehackte Petersilie • 4 Scheiben Vollkornknäcke

Denken Sie daran, zwischen den Mahlzeiten ausreichend Flüssigkeit zu sich zu nehmen. Zwei bis drei Liter sollten es täglich zusätzlich zur Nahrung sein.

1 Bringen Sie 1/2 Liter Wasser zum Kochen, und fügen Sie das in Streifen oder Würfel geschnittene Gemüse hinzu (Tomaten enthäuten). Lassen Sie die Suppe 15 bis 20 Minuten sanft kochen.

2 Das Gemüse, soweit es geht, mit der Gabel zerdrücken und die Suppe mit Kräutersalz, Hefeextrakt und frischem, gemahlenem Pfeffer abschmecken.

3 Fügen Sie kurz vor dem Servieren die Kresse und die Petersilie hinzu.

Die Suppe sollten Sie mit einem kleineren Löffel essen und dazu das Knäckebrot verzehren, jedoch beides jeweils getrennt. Ein Bissen Brot wird nach gründlichem Kauen allein und nicht mit Suppe hinuntergeschluckt. Machen Sie sich bewusst, wie viele wichtige Mineralstoffe und Vitamine sie mit dieser frischen Gemüsesuppe zu sich nehmen und wie gut die Ballaststoffe des Vollkornknäckes Ihre Verdauung anregen.

Vollkornbrot, bunt garniert

Zutaten für 1 Person

1–2 Scheiben Vollkornbrot • 5 EL Quark (Halbfettstufe) Kräutersalz • Schnittlauch • gelbe Paprikaschote, Radieschen, Tomate oder Gurke (je nach Saison)

1 Bestreichen Sie die Volkornscheiben dick mit dem Quark. Beim Belegen des Quarkbrots lassen Sie Ihrer Phantasie freien Lauf, so können Sie z. B. grüne Schnittlauchröllchen mit gelben Paprikascheiben kombinieren oder rote Radieschenscheiben mit grünen Gurkenscheiben. Tomaten und Schnittlauch passen auch gut zusammen.

2 Sie können bereits vor dem Belegen den Quark mit Kräutersalz bestreuen, dort haftet es besser und entwickelt schneller seinen Geschmack. Auf diese Weise können Sie das oben aufgelegte Gemüse sparsamer salzen.

3 Nach der Mahlzeit tun Ihnen 1 bis 2 Tassen Matetee, Fencheltee oder Anistee sehr gut.

Bekanntlich büßt Gemüse viel seines Werts ein, wenn man es erhitzt. Milchsaure Gärung hingegen, z. B. wie im Sauerkraut, kann den Gehalt an bestimmten Vitaminen (Vitamin C und B-Vitamine) noch erhöhen.

Regelmäßig Rohkost

Wenn Sie es sich angewöhnen, regelmäßig einmal in der Woche einen Rohkosttag einzulegen, werden Sie Ihrem Körper ein gutes Stück Verdauungsarbeit abnehmen. Ein Rohkosttag gibt dem Organismus die Möglichkeit, sich von angesammelten Schlacken und Giftstoffen zu befreien. Die Verdauung und alle weiteren mit der Entsorgung befassten Organe werden durch den Verzicht auf tierische Fette entlastet. Unter Rohkost sind neben Gemüse alle Arten von Obst und Salate zu verstehen.

Die richtige Wahl

Bei den Früchten und Gemüsen, die Sie roh verzehren, sollten Sie besonders auf regionale oder heimische Herkunft achten. Lange Transportwege führen zu einem rapiden Schwund an wertvollen Nährstoffen. Auch eine noch so frisch aussehende Importware kann täuschen. Am vorteilhaftesten sind Gemüse und Obst aus biologischem Landbau. Bei traditionellem Anbau wird Obst und Gemüse zum Teil extrem gedüngt und nimmt dabei Schadstoffe auf. Zur Giftanhäufung tragen dann noch Pestizide und Insektizide bei. Ein Rohkosttag könnte also zu einer besonders hohen Schadstoffbelastung des Körpers führen. Deshalb sollten Sie die Zutaten für einen Rohkosttag am besten in einem Bioladen, im Reformhaus oder direkt beim Bioerzeuger einkaufen. Doch achten Sie auch auf Stände von Gemüsebauern, die ihre Erzeugnisse zumindest nach der Aussaat nicht mehr mit Schädlingsbekämpfungsmitteln gespritzt haben. Man sieht solche Stände immer häufiger. Sie bieten, wenn es mal nicht anders möglich ist, den halben Weg zu gesundem Gemüse und Obst.

Ein bestimmter, nur in den Kohlarten vorkommender Eiweißstoff kann sogar beginnende Magengeschwüre ausheilen. Er ist nicht hitzebeständig, bleibt aber in rohem Sauerkraut erhalten. Meist ist dieses besser bekömmlich als gekochter Kohl.

Keine Nährstoffe verlieren

Obst und Gemüse sollte stets unter fließend kaltem Wasser gewaschen werden. Nach Möglichkeit sollten Sie es nicht schälen, denn die wertvollen Nährstoffe befinden sich meist unmittelbar unter der Schale. Wenn es stark verunreinigt ist und eine feste Schale hat, probieren Sie, es vorsichtig zu bürsten.

Immer wieder und für Rohkost besonders wichtig: Gut gekaut ist halb verdaut. Einzelne Nährstoffbestandteile werden bereits durch die Enzyme im Speichel zerlegt und so auf die eigentliche Verdauung vorbereitet. Die einzelnen Rohkostarten sollten immer mit Joghurt oder hochwertigem Öl zubereitet werden. Zu letzterem zählen kaltgepresstes Oliven-, Distel-, Soja- und Walnussöl. Nur mit diesem Dressing ist gewährleistet, dass die fettlöslichen Vitamine A, D, E und K im Verdauungstrakt vom Körper aufgenommen werden.

Was entgiftet wie

Diese kleine Übersicht soll Ihnen behilflich sein, die richtigen Nahrungsmittel für Ihren Rohkosttag zusammenzustellen.

- **Äpfel:** Ähnlich wie bei der Aktivkohle binden Pektine der Äpfel im Darm Giftstoffe und unterstützen eine rasche Ausscheidung. Sie tragen auch zur Senkung des Cholesterinspiegels bei.
- **Ananas:** Das Enzym Bromelain unterstützt während der Verdauung die Zersetzung von Eiweißstoffen.
- **Kohl:** Das nur in Kohlgemüse vorkommende Methylmethioninsulfoniumbromid schützt Magen und Zwölffingerdarm.
- **Rettich:** Durch den Wirkstoff Raphanol wird die Dünndarmmuskulatur zu stärkeren Bewegungen angeregt und somit die Verdauung gefördert. Die Gallengänge werden dabei auch gereinigt.
- **Spinat:** Eine müde Bauchspeicheldrüse wird durch reichlich pflanzliches Sekretin wieder in Schwung gebracht, da es die Bildung von Verdauungssaft anregt.

Außer diesen Gemüse- und Obstarten eignen sich zum rohen Verzehr aber auch folgende hervorragend: Chicorée, Fenchel, Gurken, Karotten, Paprika, Radieschen, Rote Bete, Tomaten und Zwiebeln.

Es ist gesetzlich erlaubt, Fruchtsäfte als ungezuckert zu bezeichnen, die noch 15 Gramm Zucker pro Liter enthalten. Gezuckerten Fruchtsäften wird bis zu 200 Gramm Zucker pro Liter zugesetzt.

Zusätzlich Säfte

Rohkosttage erfordern eine zusätzliche Flüssigkeitsaufnahme von zwei bis drei Litern. Am besten dafür geeignet sind natriumarme, stille Mineralwässer, Kräutertees oder Obst- und Gemüsesäfte. Sie bilden gewissermaßen einen flüssigen Rohkostanteil. Ebenso wie die feste

Rohkost sollten sie möglichst naturbelassen sein. Das bedeutet, sie müssen frei von Zucker, Salz und anderen würzenden und konservierenden Zusätzen sein. Auch hier bieten Reformhäuser und Naturkostläden eine breite Auswahl. Doch auch Supermärkte richten zunehmend Naturkostregale ein, wo qualitätsvolle Säfte angeboten werden.

Unter dem Namen »Muttersaft« erhalten Sie das wertvollste Saftgetränk, den reinen Presssaft. Er wird vitaminschonend hergestellt und enthält keinerlei Zusätze. Diesen Saft können Sie nach persönlichen Vorlieben abwandeln – entweder mit Mineralwasser beliebig verdünnen oder zusätzlich mit Honig süßen. Aus Kostengründen ist es vielleicht vorteilhafter, sich einen Entsafter anzuschaffen und den reinen Saft selbst zu pressen. So lässt sich statt des Rohkosttags problemlos ein Safttag einlegen.

Mit Teemischungen können Sie auch Ihren Kreislauf auf Trab bringen. Rosmarin und Weißdorn am Morgen sorgen für den richtigen Antrieb.

Heilende Kräutertees

Die Natur bietet eine Vielfalt an Kräutern, Blüten, Blättern, Rinden und Wurzeln, die bei den verschiedensten Verdauungsstörungen eingesetzt werden können. Eine Reihe von Kräutern hat entgiftende Eigenschaften. Sie sollten als Tee über einen längeren Zeitraum im Rahmen einer Kur getrunken werden.

Tee bei Blähungen

Die typischen Zutaten für Tees gegen Blähungen sind Anis, Fenchel, Kümmel und Pfefferminze. Sie sorgen dafür, dass die übermäßige Gasbildung im Darm vermindert und die Darmtätigkeit angeregt wird. Sie sind ein sehr wirksames Mittel bei den Drei-Monats-Koliken von Babys. Diese Koliken treten bei Neugeborenen auf, da die Darmtätigkeit erst in Gang kommen, die Darmflora sich ausbilden muss. Wenn Säuglinge nicht gestillt werden, ist ein Auftreten der Darmbeschwerden verstärkt zu beobachten.

Mischen Sie getrockneten Anis, Fenchel- und Kümmelfrüchte sowie Pfefferminzblätter zu gleichen Teilen. Pro Tasse übergießen Sie 1 gehäuften Esslöffel der Teemischung mit kochendem Wasser und lassen es 10 Minuten ziehen. Nach dem Abseihen der Heilkräuter genießen Sie den Tee in kleinen Schlucken. Er kann nach Bedarf zubereitet werden – in den meisten Fällen reicht 1 Tasse aus. Bei häufigen starken Blähungen ist eine Kur zu empfehlen. Dazu trinkt man 3-mal täglich 1 Tasse über einen Zeitraum von 3 bis 4 Wochen.

Auch für Heilkräuter gilt: Sie sollten möglichst frisch verwendet werden. Kaufen Sie die Zutaten für Ihre Teemischung lieber in kleineren Mengen und nie auf Vorrat. Lagern Sie sie kühl, trocken und im Dunkeln.

Entkrampfungstee

Eine Teemischung aus Baldrian, Kamille, Kümmel und Pfefferminze ist ein bewährtes Mittel gegen Krämpfe im Magen-Darm-Bereich. Baldrian ist bekannt für seine beruhigende Wirkung. Er normalisiert die Nerventätigkeit und baut Spannungszustände ab. Kamille beruhigt ebenfalls entzündlich veränderte Schleimhäute und sorgt für die Linderung schmerzhafter Reizungen.

Vermengen Sie zu gleichen Teilen gründlich getrocknete Kümmelfrüchte, Baldrianwurzel, Kamillenblüten und Pfefferminzblätter. Pro Tasse übergießen Sie 1 gehäuften Esslöffel der Heilkräuter mit kochendem Wasser. Lassen Sie den Tee zugedeckt ziehen, und seihen Sie ihn nach 10 Minuten ab.

Tee gegen Verstopfung

Gegen Darmträgheit und Verstopfung kann man mit Faulbaum, Kreuzdorn, Fenchel und Holunder zu Felde ziehen. Die Rinde des Faulbaums, die auch den Gallenfluss anregt, und die Beeren des Kreuzdorns verfügen über eine leicht abführende Wirkung. Als besonders mildes Abführmittel sind Holunderblüten bekannt.

Nehmen Sie zu gleichen Teilen geschnittene und getrocknete Faulbaumrinde, getrocknete Kreuzdornbeeren sowie Fenchelfrüchte. 1 gehäuften Esslöffel der Teemischung mit 1/4 Liter kochendem Wasser überbrühen und den Tee 15 Minuten ziehen lassen. Morgens und abends jeweils 1 Tasse langsam trinken.

Wenn Sie sich abends nach einem anstrengenden Arbeitstag nicht gleich entspannen können, probieren Sie es mit einem Tee. Baldrianwurzel, Hopfen, Johanniskraut und Melisse tragen zur Entspannung bei.

Heilkräuter gegen Durchfall

Ein wirksames Mittel gegen Durchfall ist eine Mischung aus Blutwurz, Kamille, Melisse und Pfefferminze. Blutwurz gehört zur Familie der Rosengewächse und ist reich an Gerbstoffen. Diese haben eine entzündungshemmende Wirkung und binden Wasser und Schleim. Sie fördern die Heilung der durch den Durchfall entzündeten und gereizten Schleimhaut des Darms.

Zu gleichen Teilen getrocknete Blutwurz-, Pfefferminz- und Melissenblätter sowie Kamillenblüten gründlich vermengen. Mit 1/2 Liter kochendem Wasser übergießen Sie 1 Esslöffel der Teemischung. Sie muss 30 Minuten ziehen, bevor sie abgeseiht werden kann. Über den Tag verteilt 5 Tassen trinken.

Ein weiteres hilfreiches Mittel gegen Durchfall sind getrocknete Heidelbeeren, die Sie in der Apotheke bekommen. Auch sie verfügen, wie Blutwurz, über viele Gerbstoffe. Der schwarze Pflanzenfarbstoff der Heidelbeeren wirkt zudem gegen schädliche Darmbakterien, Auslöser vieler Durchfallerkrankungen.

2 Esslöffel trockene Heidelbeerfrüchte 10 Minuten in 1/2 Liter Wasser kochen. Danach den Tee abseihen und über den Tag verteilt 5 bis 6 Tassen trinken.

Leber- und Gallenblasentee

Diese Teemischung trägt dazu bei, das Entgiftungsorgan Leber in seiner Funktion zu stärken. Außerdem ist für eine gesunde Verdauungstätigkeit das Zusammenspiel von Leber und Gallenblase wichtig. Heilkräuter, die auf die Lebertätigkeit und den Gallenfluss besonders anregend wirken, sind: Mariendistel, Löwenzahn, Faulbaumrinde und Pfefferminze.

Nehmen Sie zu gleichen Teilen Faulbaumrinde, Mariendistel, getrocknete Löwenzahnwurzel und Löwenzahnkraut sowie Pfefferminzblätter. 1 Esslöffel der Heilkräuter mit 1/2 Liter siedendem Wasser übergießen, nach 10 Minuten abseihen. Diese Teemischung 3-mal täglich frisch zubereiten und jeweils 1 Tasse etwa 1/2 Stunde vor den Mahlzeiten trinken.

Brennnesselblüten sind ein wichtiges Mittel zu Blutreinigung und Blutbildung. Ihr hoher Gehalt an Eisen-Eiweiß-Verbindungen regt die Bildung von Blutfarbstoff und roten Blutkörperchen an.

Entgiftungstee

Für diesen Tee sollten Sie sich die Zutaten einzeln besorgen, da die Heilkräuter nicht alle auf gleiche Weise zubereitet werden. Die Teemischung eignet sich für eine kurmäßige Anwendung. Kaufen Sie jedoch nur so viel, wie Sie für die Dauer der Kur benötigen. Auch getrocknete Kräuter sollten möglichst frisch sein. Sie benötigen: 50 Gramm Löwenzahnwurzel, 100 Gramm Schachtelhalm (auch Zinnkraut genannt), 100 Gramm Brennnesselblätter, 100 Gramm Ringelblumenblüten, 100 Gramm Schlüsselblumenblüten.

Zuerst 1 knappen Esslöffel Löwenzahnwurzel in 1/2 Liter kaltes Wasser geben. Das Ganze bei kleiner Hitze zum Kochen bringen und 5 Minuten sieden lassen. Den Topf von der Herdplatte nehmen. Dann geben Sie in einen zweiten Topf 1 Esslöffel Schachtelhalm zu 1 1/2 Liter kaltem Wasser, das ebenfalls bei kleiner Hitze zum Kochen gebracht wird. Die folgenden 5 Minuten sollte der Tee nur sieden, nicht sprudelnd kochen. Anschließend fügen Sie dem Schachtelhalmsud jeweils 1 knappen Esslöffel Brennnesselblätter, Ringelblumen- und Schlüsselblumenblüten hinzu. Weitere 5 Minuten später schütten Sie den anfangs zubereiteten Löwenzahnwurzeltee dazu. Lassen Sie die gesamte Teemischung noch einmal 5 Minuten sieden. Sollte sich durch die Zugabe des Löwenzahnwurzeltees die Temperatur der Teemischung zu stark abgekühlt haben, müssen Sie die Hitze so regulieren, dass der Tee bis zum Schluss am Sieden bleibt.

Achten Sie darauf, dass vom ersten Aufkochen des Schachtelhalms bis zum Ende der Teezubereitung mindestens 15 Minuten vergangen sind. Längeres Kochen ist nicht problematisch, unvorteilhaft ist eine kürzere Kochzeit, da die entgiftenden Substanzen des Schachtelhalms erst nach etwa 15 Minuten Sieden freigesetzt werden. Nach dem Abseihen den Tee in einer Thermoskanne aufzubewahren, von morgens bis abends immer wieder 1 kleine Tasse dieser Entgiftungsmischung trinken. Nehmen Sie dazu kleine Schlucke in den Mund und »kauen« Sie sie einige Sekunden vor dem Hinunterschlucken.

Aus dem Mittelalter ist überliefert, dass Menschen, die regelmäßig Knoblauch aßen, oft von der Pest verschont blieben.

Entgiftungskuren mit Lebensmitteln

Auch mit ganz normalen Lebensmitteln, die auf jedem Speisezettel stehen, können Sie etwas für die Entgiftung Ihres Körpers tun.

Knoblauch verscheucht Gifte

Knoblauch sorgt nicht nur dafür, dass Gifte vertrieben werden, leider kann er auch die Mitmenschen von einem fernhalten. Doch findet er in unseren nördlicheren Brei-

ten immer mehr Akzeptanz und Freunde. Bei den alten Griechen hob Hippokrates die duftende Knolle wegen ihrer heilenden Wirkung bei Verdauungsbeschwerden, Atemwegsproblemen und Infektionen hervor.
Heute lassen sich seine Ansichten wissenschaftlich nachweisen. So haben z. B. Untersuchungen an der Universität Erlangen-Nürnberg ergeben, dass Knoblauch das körpereigene Immunsystem stärkt. Amerikanische Wissenschaftler konnten nachweisen, dass vier Gramm Knoblauch pro Tag das Risiko von Brustkrebs um 78 Prozent und dasjenige von Leberkrebs um 80 Prozent verringern. Dänische Studien ergaben, dass Knoblauch ein guter Schutz vor Alterung ist.

Wenn Sie Knoblauch ohne anschließenden Mundgeruch genießen wollen, sollten Sie gleichzeitig einige Stängel frischer Petersilie kauen. Oder Sie trinken eine Tasse warme Milch zur Knoblauchmahlzeit.

Heilmittel aus Knoblauch selbst herstellen

Wenn Sie eine effektive Knoblauchkur machen möchten, müssten Sie pro Tag bis zu zehn Zehen verzehren. Hoch konzentrierter Knoblauch in Form von Tropfen oder Dragees aus der Apotheke kann den lästigen Geruch verhindern, die Wirkung dieser Heilmittel ist jedoch noch nicht nachgewiesen. Als Alternative zu den fertigen Präparaten können Sie Ihre eigene Knoblauchmedizin selbst zu Hause herstellen. Falls Sie Knob-

Die Wirkung des Knoblauchs

Die Entgiftung des Körpers sichert der Knoblauch durch Substanzen, die die Gallensaftproduktion und die allgemeine Verdauungstätigkeit anregen. Vor allem das ätherische Öl Allizin sorgt für eine Bekämpfung der freien Radikale im Organismus. Knoblauch wirkt wie ein natürliches Antibiotikum. Das in einer Zehe enthaltene Allizin kann noch in 100 000facher Verdünnung Krankheitserreger abtöten. Die heilende Wirkung des Allizins entfaltet sich jedoch nur, wenn Knoblauch geschnitten, gepresst oder gekaut wird. Unzerkleinert kann die unwirksame Vorstufe nicht zu Allizin reagieren.

lauch nicht vertragen, können Sie auch auf andere Lauchsorten wie Bärlauch, Porree oder Schnittlauch umsteigen – sie sind milder, aber auch weniger effektiv.

Knoblauchsirup: *5 Knoblauchzehen so klein wie möglich hacken oder quetschen, den Brei anschließend mit 4 gehäuften Esslöffeln Zucker vermengen. Die Mischung in einen Topf geben und so viel Wasser hinzufügen, bis sie bedeckt ist. Erhitzen Sie das Ganze, lassen Sie es 5 Minuten ziehen, und seihen Sie es dann durch ein Tuch ab. Diese Tagesration nehmen Sie teelöffelweise über den Tag verteilt ein.*

Knoblauchtropfen: *Schälen und zerquetschen Sie 40 Gramm Knoblauch. Geben Sie den Knoblauchbrei in 200 Milliliter möglichst hochprozentigen klaren Schnaps, und lassen Sie das Ganze 10 Tage ziehen. Danach seihen Sie die Lösung durch ein Tuch, wobei Sie den darin zurückgehaltenen Satz zum Schluss gut auspressen. Für eine Entgiftungskur sollten Sie davon 3-mal täglich 10 bis 20 Tropfen mit einer Tasse warmer Milch oder auf einem Zuckerstück einnehmen.*

Durch Essiggärung von Apfelwein wird Apfelessig hergestellt. Er schmeckt fruchtig aromatisch und eignet sich u. a. zum Anmachen von Salaten.

Entgiftender Morgentrunk aus Apfelessig

In Apfelessig sind viele Vitamine und Mineralstoffe enthalten. An entgiftenden Substanzen finden sich Kalium, Kalzium, Vitamin C, E und Beta-Karotin. Damit eignet sich Apfelessig hervorragend für eine Bekämpfung von Umweltgiften. Er verhindert, dass sie im Gewebe eingelagert werden und begünstigt ihre rasche Ausscheidung. Apfelessig sorgt auch für eine Abtötung von Fäulnisbakterien im Darm, die während des Stoffwechsels Substanzen wie Butanol, Methanol, Propanol und andere Fuselalkohole freisetzen. Werden Fuselalkohole vom Organimus aufgenommen, führt dies zu Vergiftungserscheinungen. Weil Apfelessig die Bildung von Verdauungsenzymen anregt, können aufgenommene Nahrungsmittel besser und schneller verwertet werden.

In 1 Glas lauwarmes Wasser geben Sie 2 Teelöffel Apfelessig und 1 oder 2 Teelöffel Honig. Sie sollten diese Mischung vor dem Frühstück trinken. Je mehr Honig Sie dem Ganzen zugeben, umso stärker schmeckt das Getränk nach Apfelmost.

Falls Sie den Entgiftungstrunk anfangs nicht vertragen oder Ihnen sogar übel davon wird, versuchen Sie es in der ersten Zeit mit weniger Apfelessig. Beginnt sich Ihr Körper an den sauren Geschmack zu gewöhnen, steigern Sie die Dosis bis zur oben angegebenen Menge. Es lohnt sich, Anfangsschwierigkeiten zu überwinden. Denn schon bald nach dem Beginn der morgendlichen Anwendungen werden Sie sich leistungsfähiger und insgesamt wohler fühlen.

Manche Honigsorten werden bei längerem Lagern fest. Dies ist ein natürlicher Vorgang und hängt vom Gehalt an Glukose bzw. Fruktose ab. Bei schonender Erwärmung (nicht über 40 °C!) im Wasserbad wird der Honig wieder flüssig.

Wertvolles Entgiftungsmittel – der Honig

Zu den natürlichen Feinden von Körpergiften zählt der Bienenhonig. Um ein Kilogramm Honig zu produzieren, muss eine Biene zwischen drei und fünf Millionen Blüten anfliegen und Nektar sammeln. Die dabei zurückgelegte Strecke entspricht einer siebenfachen Erdumrundung. Dies ist nur die rechnerische Auflistung der kostbaren Arbeit der Bienen. Auf ihren Flügen sammeln Sie für unsere Gesundheit viele wichtige Vitamine, Mineralstoffe, Spurenelemente, Enzyme und Aminosäuren. Auf dem täglichen Ernährungsplan sollte deshalb Honig nicht fehlen. Sie können jedoch auch eine Kur zur Entgiftung durchführen und Honig als Süßstoff bewusst einsetzen. Selbstverständlich ist Honig dann am wertvollsten, wenn er ohne chemische oder andere Zusätze hergestellt und kaltgeschleudert ist.

Der Honig und seine Wirkstoffe

- **Aminosäuren:** Die Aminosäuren des Honigs dienen dem Aufbau von Katalysatoren, die für die einzelnen Schritte des Stoffwechsels unentbehrlich sind. Bedingung für eine erfolgreiche Entgiftung ist jedoch ein gut funktionierender Stoffwechsel.
- **Cholin:** Diese Substanz kann der Körper selbst nicht herstellen. Er muss täglich zwischen zwei und drei Gramm davon durch die Nahrung aufnehmen. Dies geschieht am einfachsten mit Honig als Süßmittel. Cholin reguliert den Fettstoffwechsel der Leber und verhindert ihre Verfettung.
- **Kalium:** Durch diesen Mineralstoff wird die Aktivität der Darmmuskulatur angeregt. Wenn zu wenig Kalium im Körper vorhanden ist, stockt die ganze Verdauung. Die Stickstoffverbindung Azetylcholin unterstützt ebenfalls die Tätigkeit der Darmmuskulatur.
- **Pollen:** Honig enthält verschiedene Pollen, die für eine bessere Durchblutung der Dünndarmschleimhaut sorgen. Bald nach ihrem Eintritt in den Darm bewirken sie die Freisetzung von Substanzen, die das Immunsystem der Darmwände stärken.

Die Bienen stellen Honig her, indem sie Blütennektar oder Honigtau mit ihren körpereigenen Enzymen anreichern. Die Pflanzen selbst oder Blattläuse scheiden den zuckerhaltigen Honigtau aus.

Das Entgiften versüßen

Wenn Sie unter Verdauungsbeschwerden leiden, die nicht durch eine Krankheit bedingt sind, können Sie diese meist durch eine Honigkur kurieren.

▶ Anwendung: Verzehren Sie täglich vor dem Schlafengehen 1 Esslöffel Honig. Und denken Sie daran, die Zähne erst hinterher zu putzen, da der im Honig enthaltene Zucker Ihren Zähnen schadet. Nehmen Sie den Löffel Honig vor den Mahlzeiten ein, werden gleichzei-

tig aufgenommene Gifte im Körper schneller wirkungslos gemacht.
Sollte Ihnen Honig pur zu süß sein, können Sie ihn in 1 Tasse Kräutertee auflösen. Um die wertvollen Inhaltsstoffe des Honigs nicht zu schädigen, sollte er nicht über 40 °C erwärmt werden. Den Tee also ein wenig abkühlen lassen, bevor der Honig hineinkommt.

Ein Saft gegen Gifte – Brottrunk

Der Bäckermeister Wilhelm Kanne aus Lünen hat den so genannten Brottrunk, den es fertig in Reformhäusern zu kaufen gibt, entwickelt. Hergestellt wird er, indem aus biologisch angebautem Roggen, Weizen und Hafer zunächst ein Sauerteigbrot gebacken wird. Das Brot wird in Wasser mit Wärmezufuhr zum Gären gebracht. Der Brottrunk ist das Ergebnis dieses langsamen Gärungsprozesses.
Im Unterschied zu anderen Gärgetränken basiert seine Herstellung auf einer Milchsäuregärung, bei der kein Alkohol entsteht. Deshalb verfügt der Brottrunk neben zahlreichen Vitaminen, Mineralstoffen und Aminosäuren auch über die rechtsdrehende L-Milchsäure und die linksdrehende D-Milchsäure. Diese beiden Arten von Milchsäure hemmen die Entwicklung von Krankheitskeimen. Gifte, die als Stoffwechselprodukte von Bakterien entstehen, können nicht mehr freigesetzt werden. Die L-Milchsäure trägt außerdem zu einem stabilen Säure-Basen-Gleichgewicht bei. Wissenschaftliche Untersuchungen stellten fest, dass die Konzentration von Harnsäure durch regelmäßiges Konsumieren von Brottrunk abnimmt. Harnsäure wird überwiegend über die Nieren ausgeschieden und nur zu einem geringen Teil über den Darm. Da Brottrunk das Wachstum nützlicher Darmbakterien fördert und die Bildung verdauungsak-

Untersuchungen ergaben, dass Brottrunk bei einem durch Strahlung belasteten Körper die Ausleitung der radioaktiven Substanzen unterstützt. Bei Krebspatienten kann man auf diese Weise die Nebenwirkungen von Bestrahlungen verringern.

tiver Substanzen im Darm stimuliert, trägt er optimal zu einer Entgiftung des Organismus bei.

▶ Anwendung: Eine Kur mit Brottrunk ist mühelos durchzuführen und verspricht viel Erfolg. Nehmen Sie einfach 3-mal pro Tag 100 bis 150 Milliliter Brottrunk vor den Mahlzeiten zu sich. Wenn Ihnen das Getränk zu säuerlich ist, verdünnen Sie es 1:1 mit Apfelsaft.

Das frische Gras des Weizens

Frisches Weizengras ist gerade im Winter ein hübscher Anblick auf der Fensterbank. Als Salat ist es jedoch nicht zu empfehlen, da die Pflanzenfasern von uns nicht verdaut werden können.

Die frischen, grünen Triebe des Weizens werden Weizengras genannt und sind voller Vitamine, Mineralstoffe, Spurenelemente und Aminosäuren. Der grüne Pflanzenfarbstoff (Chlorophyll), der in allen Grünpflanzen vorkommt, ist dabei besonders wertvoll. Er dient der Blutreinigung und regt die Entgiftung des ganzen Organismus an. Chlorophyll bewirkt, dass Giftstoffe wie z. B. Schwermetalle aus dem Gewebe herausgelöst und ausgeschieden werden.

▶ Anwendung: Wenn Sie Weizengras roh kauen, verlieren Sie keinen der kostbaren Inhaltsstoffe. Es schmeckt ziemlich herb. Beim Zermalmen der frischen Triebe wird das Chlorophyll ohne Verluste herausgepresst. Die unverdaulichen Pflanzenfasern können nach dem Zerkauen ausgespuckt werden.

Weizengras selbst anbauen

Sie können Weizengras selbst auf der Fensterbank ziehen. Besorgen Sie sich dazu keimfähige Weizenkörner aus ökologischem Anbau, und lassen Sie diese in der doppelten Menge Wasser zwölf Stunden quellen. Bedecken Sie dann den Boden eines geeigneten flachen Gefäßes mindestens drei Zentimeter hoch mit Erde, und streuen Sie die gequollenen Weizenkörner darauf. Um den Effekt eines Treibhauses zu erzielen, befeuchten Sie die frische Aussaat mit etwas Wasser und decken sie mit einer Plastikfolie locker ab. Nun lassen Sie das Gefäß drei Tage lang bei etwa 20 °C im Dunkeln stehen. Am vierten Tag wird die Folie abgenommen. Gießen Sie die Erde ein wenig, und stellen Sie das Gefäß ans Fenster. Beim Gießen ist darauf zu achten, dass die Erde nicht zu feucht ist. Lieber immer erst abtrocknen lassen, bevor man gießt. Nach etwa zwei Wochen, wenn das Weizengras eine Höhe von ca. 15 Zentimeter erreicht hat, kann es geerntet werden. Man verwendet nur den ersten Wuchs.

▶ Anwendung: Um eine Saftkur durchzuführen, benötigen Sie einen speziellen Weizengrasentsafter, der die Pflanzenteile auspresst. Diese Geräte sind in Bioläden oder Ernährungsfachgeschäften erhältlich. Haushaltsmixer dürfen Sie nicht verwenden, denn das Chlorophyll wird von den scharfen Messern zu stark geschädigt. Nehmen Sie 1 bis 2 Stunden vor den Mahlzeiten 1 bis 2 Teelöffel des Safts ein. Steigern Sie die Dosis langsam bis auf 150 Milliliter. Wenn Sie Unwohlsein oder gar Übelkeit verspüren, reduzieren Sie die Menge. 1 Glas handwarmes Wasser mit 2 Teelöffeln frisch gepresstem Zitronensaft und 1 Teelöffel Zuckerrohrmelasse beugt anfänglichen Unverträglichkeitserscheinungen vor.

Geheimtip schwarze Melasse

Bei der Herstellung von Zucker aus Zuckerrohr fällt schwarze Melasse, auch unter der Bezeichnung »Zuckerrohrmelasse« bekannt, als Nebenprodukt an. Sie enthält reichlich Kalium und Kalzium sowie andere Mineralstoffe. Durch Kalzium wird die Ablagerung von Schwermetallen wie Blei und Kadmium im Körper verhindert und ihre Ausleitung gefördert. Kalium dient der Stabilisierung des Säure-Basen-Haushalts: Es verhindert eine

Als Mittel zum Süßen ist schwarze Melasse zusätzlich ein wertvoller Kaliumlieferant. Sie enthält 1600 Milligramm Kalium pro 100 Gramm, mehr als 700-mal so viel wie Raffinadezucker (2,2 Milligramm pro 100 Gramm).

Übersäuerung des Organismus und damit eine Ansammlung von Giften. Schwarze Melasse ist in Reformhäusern erhältlich.

Schwarze Melasse ist kein Heilmittel, das neu erfunden oder erst kürzlich entdeckt wurde. Im Zweiten Weltkrieg wurde die Melasse z. B. gegen Fleckfieber und Typhus eingesetzt.

▶ Anwendung: Für eine tägliche Entgiftung bereiten Sie ein Getränk aus schwarzer Melasse zu. Geben Sie in 1/2 Tasse heißes Wasser 1 Teelöffel schwarze Melasse. Wenn diese nach kräftigem Rühren aufgelöst ist, füllen Sie die Tasse mit kaltem Wasser auf. Trinken Sie die Lösung jeweils vor oder nach jeder Mahlzeit.

Sie können auch eine 4- bis 6-wöchige Kur mit schwarzer Melasse durchführen: Geben Sie auf 3 Tassen ungesüßtes Apfelmus 1/2 Tasse schwarze Melasse. Die im Apfelmus enthaltenen Pektine wirken wie Aktivkohle. Sie binden die im Darm vorhandenen Schwermetalle, deren Aufnahme in den Organimus von der schwarzen Melasse verhindert worden ist. Über den Verdauungsweg werden sie dann schnell ausgeschieden. Während der Kur morgens und abends je 1 Tasse dieser Mischung verzehren.

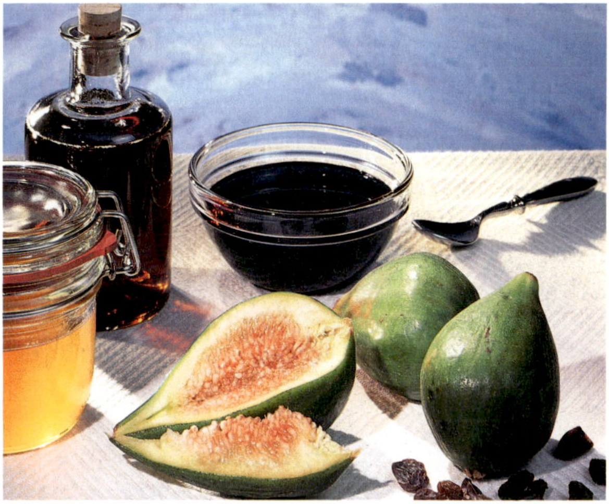

Gesünder süßen ohne Zucker: Ahornsirup, Honig, Melasse, Feigen oder Trockenobst tun oft die gleichen Dienste.

Mit Molke entgiften

Im bäuerlichen Alltag wurde früher Molke ganz selbstverständlich als Milchgetränk konsumiert, denn es wurde ja alles verwertet, was die Hofwirtschaft hervorbrachte. Auch der griechische Arzt Hippokrates nennt, neben Knoblauch, Molke als wichtiges Entgiftungsmittel. Die Molke gilt es für uns heute wieder zu entdecken. Molke ist das Serum der Milch. Bei der Herstellung von Quark fällt sie als die überschüssige Flüssigkeit der Quarkmasse an. Neben den Mineralstoffen Kalium, Kalzium und Magnesium enthält sie viele Spurenelemente, wasserlösliche Vitamine und Orotsäure. Diese Säure trägt zum Aufbau von Eiweiß im Körper bei und fördert die Entgiftungsarbeit von Nieren und Leber, weil sie die Ausscheidung von Harnsäure unterstützt.

- Anwendung: 1 wöchentlicher Entgiftungstag mit Molke hat eine wunderbar reinigende Wirkung. Besorgen Sie sich Diätkurmolke im Naturkostladen oder im Reformhaus. Diätkurmolke verfügt über das hochwertige Eiweiß Albium. Während einer längeren Entgiftungskur verhindert es, dass der Eiweißhaushalt des Organismus aus dem Gleichgewicht gerät. Achten Sie beim Kauf darauf, dass die Milch, aus der die Molke hergestellt wurde, aus einer ökologisch-biologischen Weidewirtschaft stammt.

Teilen Sie sich 1 Liter Diätkurmolke in 7 Portionen auf, und nehmen Sie sie in regelmäßigen Abständen während des Tages zu sich. Ergänzend dazu sollten Sie weitere 2 Liter natriumarmes Mineralwasser, ungesüßten Kräutertee oder warme Gemüsebrühe trinken. An diesem Tag nehmen Sie sonst keine festen Nahrungsmittel zu sich.

Der große Vorteil von Molke als Entgiftungsmittel ist, dass sie hochwertiges Eiweiß enthält. Längere Kuren können damit ohne große Risiken für den Eiweißhaushalt des Körpers durchgeführt werden.

Gymnastik für den Darm

In unserer Gesellschaft ist es leider durchaus üblich, mehr oder weniger den ganzen Tag zu sitzen: im Büro, im Auto, vor dem Fernseher. Nicht nur die Muskeln des Bewegungsapparates leiden darunter, auch der Darm wird träge. Dem kann man mit ausgleichender Gymnastik für die Bauchmuskeln entgegenwirken, ebenso mit regelmäßigen Spaziergängen, mit Schwimmen und Rad fahren.

- Zum Aufwärmen laufen Sie eine Minute lang auf der Stelle. Sie heben dabei nur die Fersen vom Boden ab, nicht aber die Zehenspitzen.

- Sie legen sich entspannt auf den Rücken. Ertasten Sie auf beiden Seiten des Unterleibs Ihre Beckenkämme. Am Übergang vom Beckenkamm zum Schambein werden Sie – wenn Sie alles richtig gemacht haben – jeweils eine kleine Senkung spüren.

- In diese Senkungen hinein legen Sie ihre Handkanten und umfassen sanft den Unterbauch.

- Das Bauchgewebe schieben Sie nun ohne Druck nach oben in Richtung Herz, und atmen Sie dabei aus. Nachdem Sie diese Position kurz gehalten haben, lassen Sie das Gewebe langsam zurücksinken und atmen wieder ein. Die Atemtechnik ist ein wichtiger Bestandteil der Massage.

- Wenn Sie darin gut geübt sind, können Sie beim Einatmen, wenn sich der Bauch nach außen wölbt, vorsichtig Druck auf das Gewebe ausüben.

- Stellen Sie sich aufrecht hin, die Beine hüftbreit auseinander. Die Arme hängen entspannt zu beiden Seiten des Körpers herab. Heben Sie die Arme zunächst waagrecht vor den Körper, und strecken Sie die Fingerspitzen weit nach vorn. Bleiben Sie mit dem Körper in der Senkrechten, beugen Sie sich nicht nach vorn. Setzen Sie die Aufwärtsbewegung fort, und heben Sie die Arme über den Kopf hinaus. Spreizen Sie die Fingerspitzen weit ab. Während dieser Dehnung wird tief in den Bauch hinein geatmet. Beim Entspannen sollten Sie die Luft kräftig ausstoßen. Führen Sie die Arme – noch immer ganz durchgestreckt – nun wieder langsam vor den Körper. Atmen nicht vergessen! Wiederholen Sie die Übung dreimal.

● Um den Dickdarm zu trainieren, legen Sie sich auf den Rücken und verschränken die Arme hinter dem Kopf. Winkeln Sie die Beine an. Nun richten Sie Ihre Gedanken auf den Darmausgang. Erspüren Sie die Muskelspannung des Schließmuskels. Spannen Sie ihn an, und entspannen Sie ihn wieder. Er wird dadurch zur Aktivität angeregt.

● Die nächste Übung dient der Stärkung der oberen Bauchmuskeln. Sie liegen auf dem Rücken und führen das rechte Knie und den linken Ellenbogen aufeinander zu. Anschließend die Übung gegengleich durchführen. Versuchen Sie, Knie und Ellbogen immer mehr anzunähern, bis sie sich berühren. Heben Sie dabei nicht den Kopf. Atmen Sie tief ein und aus, auch wenn's anstrengt. Insgesamt sollten Sie die Übung zehnmal im Wechsel durchführen.

● Machen Sie Bauchliegestützen: Legen Sie sich bäuchlings auf den Boden. Stützen Sie die Hände in der Höhe Ihrer Schultern rechts und links ab. Nun richten Sie den Oberkörper langsam auf, so hoch es geht – der Unterleib bleibt dabei am Boden. Wiederholen Sie diese Liegestützen mindestens fünfmal, besser wäre zehnmal.

● Für eine Lockerung von Bauch und Rücken gehen Sie in den Vierfüßlerstand. Machen Sie Ihren Rücken ganz gerade, indem Sie Bauch und Po anspannen. Biegen Sie die Wirbelsäule noch oben zu einem Katzenbuckel, Kinn zur Brust hin ziehen und kurze Zeit in dieser Position verharren. Anschließend den Rücken wieder behutsam in die Gerade bringen und weit ausstrecken. Die Übung fünfmal wiederholen.

● Setzen Sie sich auf den Boden, die Beine sind angewinkelt, die Füße nebeneinander aufgestellt, die Arme seitlich abgestützt. Nun spreizen Sie die Arme waagerecht seitlich ab und heben gleichzeitig beide Beine geschlossen langsam an. Verharren Sie so kurze Zeit, und gehen Sie dann zurück in die Ausgangsposition. Wiederholen Sie die Übung zehnmal.

● Den Abschluss des Gymnastikprogramms bildet ein Hüftschwung. Sie stellen sich wieder locker aufrecht hin, stemmen die Hände in die Taille und beginnen, mit den Hüften in beide Richtungen zu kreisen. Der Oberkörper sollte dabei ganz gerade sein und unbeweglich bleiben. Kreisen Sie in mäßigem Tempo zehnmal nach rechts und zehnmal nach links.

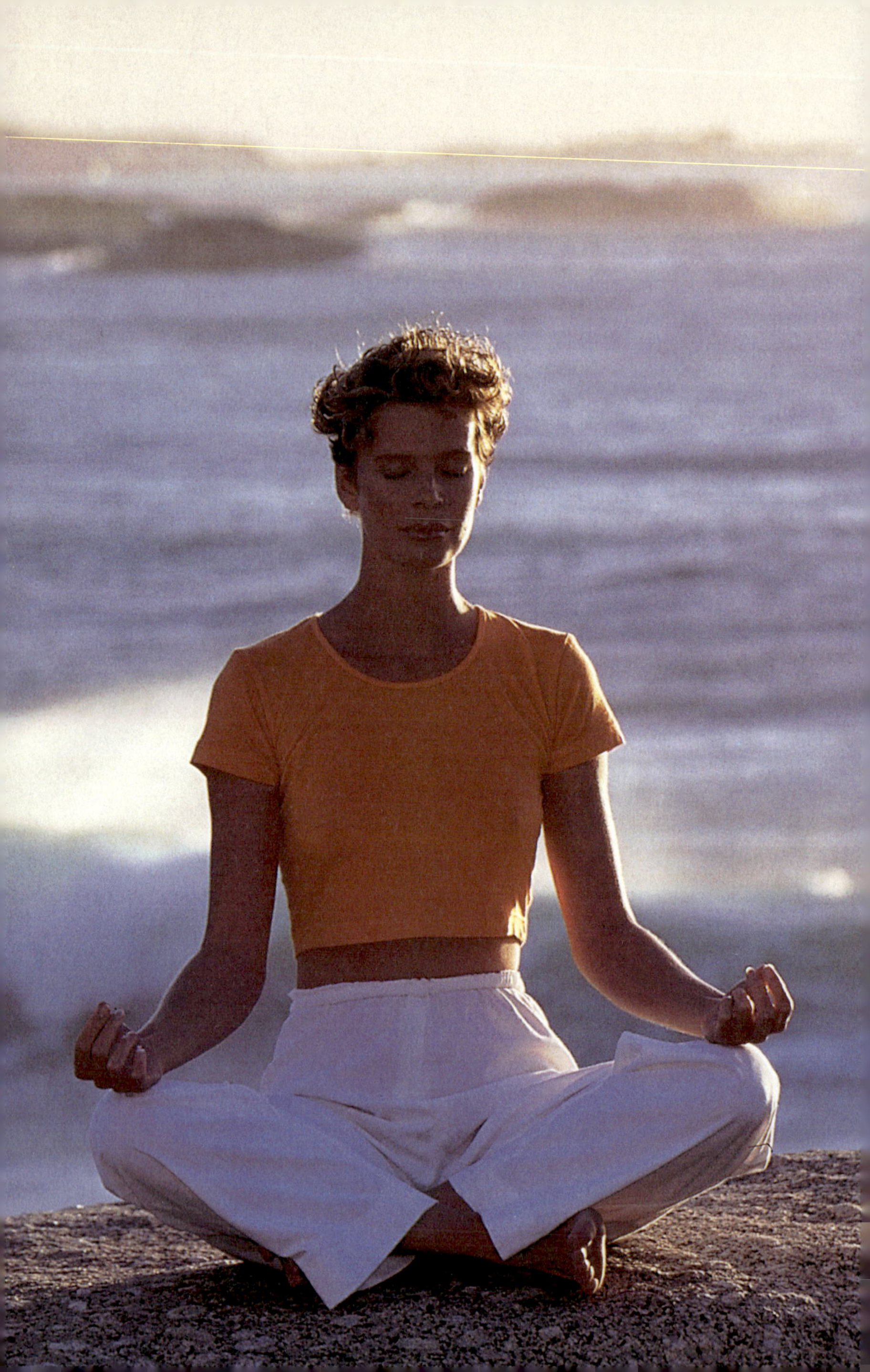

Kuren und Spezialanwendungen

Das Ablegen eingefahrener Ernährungsgewohnheiten ist ein Schritt, um sich von Körpergiften zu befreien und den Darm zu sanieren. Der nächste Schritt sind längerfristige Kuren und äußerliche Anwendungen. Um dem Ziel einer natürlichen Darmsanierung rasch näher zu kommen, sollten Sie nach Möglichkeit mehrere Verfahren anwenden, denn oft ergänzen sie sich oder bauen aufeinander auf.

Konsequente Darmsanierung

Wenn Sie aktiv Ihr Wohlbefinden und Ihre Vitalität steigern möchten, ist Darmsanierung der erste Schritt in die richtige Richtung. Denn auf unzureichende Verdauung reagiert der Darm mit der Bildung von Giftstoffen, der Körper wird immer schlechter mit Nährstoffen versorgt. Die Folge ist, dass man vermehrt Nahrung aufnimmt, um den Versorgungsmangel auszugleichen. Nachdem aber die Verdauungsarbeit gestört ist, steigern sich die Fäulnisprozesse, was wiederum zu einer Verschlechterung der Nährstoffsituation führt.
Bevor Sie sich für eine der Kuren entscheiden, sollten Sie sicherstellen, dass Ihr Körper sie auch durchstehen kann. Lassen Sie sich ärztlich untersuchen, ob nicht unerkannte Krankheiten Ihren Organismus belasten. Manche Menschen dürfen eine Fastenkur nicht ohne ärztliche Betreuung durchführen (z. B. Diabetiker, Nieren-, Herzkranke). Doch auch völlig Gesunde sollten während des Fastens einen Arztbesuch nicht scheuen.

Der berühmte griechische Philosoph Diogenes beschreibt schon im 3. Jahrhundert v. Chr. den Zusammenhang zwischen Völlerei und Siechtum: »Wie die Ratten nur die gefüllten Speicher, so suchen Krankheiten nur die Überfütterten heim.«

Wege zu einem giftfreien und gesunden Darm

Den Darm kurmäßig zu regenerieren, erfordert ein gewisses Maß an Geduld und Ausdauer. Die Behandlung ist um so erfolgreicher, je besser Patient und Therapeut zusammenwirken.

- **Den Darm vorbereiten**

Mit einer Darmsanierung sollte man nicht aus einer gestressten Alltagssituation heraus beginnen. Gönnen Sie sich einige Tage Urlaub, um den gesamten Organismus zu beruhigen und sich selbst auf die Behandlung einzustimmen.

- **Darmreinigung**

Hierfür eignen sich die Colon-Hydro-Therapie und die Anfangsphase eines Fastens. Beide Therapieformen sollen den Darm gründlich entleeren und durchspülen.

- **Entgiften des Darms**

Die Entgiftung wird durch die Colon-Hydro-Therapie eingeleitet und vollzieht sich während des Fastens. Danach ist der Organismus nicht sofort von seinen Giften befreit. Dies ist ein längerer Prozess, der erst etliche Wochen später abgeschlossen sein kann.

- **Den Darm stärken**

Um die Darmschleimhaut und ihre eigene Abwehrkraft aufzubauen, werden dem Körper gezielt pflanzliche Präparate und Heilkräutertees zugeführt. Die so genannte Symbioselenkung ist ein weiteres hervorragendes Mittel zur Darmstärkung.

- **Darmaktivierung**

Zur weiteren Aktivierung und Gesunderhaltung des Darms gehören Massagetechniken, Wickel und Bewegungstechniken. Sie regen seine Durchblutung und die Nerventätigkeit an.

- **Den Darm gesund erhalten**

Um den Darm nach der Regeneration weiterhin zu optimaler Leistung anzuhalten, muss er mit ausgewogener und ballaststoffreicher Kost versorgt werden. Nicht zu vergessen ist eine ausgeglichene Lebensführung. Mit Entspannungsübungen, die den Stress bewältigen, wird auch Ihre Darmgesundheit gefördert.

Fastenkuren

Fasten sollte nicht als etwas Unangenehmes aufgefasst werden, das man nur der Gesundheit zuliebe auf sich nimmt. Sie sollten es als etwas Positives empfinden, mit dem Sie sich Wohlbefinden, Ausgeglichenheit und geistige Kraft zurückholen. Mit Fasten lässt sich so manche Krankheit heilen, und chronische Beschwerden können dadurch von selbst verschwinden. In verschiedenen Kulturen wird das Fasten seit Jahrtausenden praktiziert und als selbstverständlich in den Lebensalltag eingebaut. Auch in unserer Gesellschaft hält sich ein streng gläubiger Katholik an die zwei wichtigsten Fastenzeiten des Kirchenjahres: vor Ostern und vor Weihnachten. Naturheilkunde und Ganzheitsmedizin haben dem Heilfasten wieder einen großen Stellenwert beigemessen. Erst in zweiter Linie hat Fasten etwas mit der Figur zu tun. Diese Art der Diät soll vor allem den Körper entgiften und entschlacken sowie die Abwehrkräfte stärken.

Wenn Sie Probleme mit Herz und Kreislauf haben, an einer Nierenkrankheit oder an Diabetes leiden, dürfen Sie eine Fastenkur auf keinen Fall ohne ärztliche Betreuung durchführen. Auch Schilddrüsenkranke müssen zuvor einen Arzt aufsuchen.

Was Fasten bedeutet

Fasten ist Leben ohne Nahrung. Es stellt einen ganz natürlichen Zustand eines jeden Lebewesens dar. Wir erleben täglich den stetigen Wechsel von Fasten und Nichtfasten. Tagsuber, wenn wir wach sind, nehmen wir Nahrung zu uns, nachts beim Schlafen erhält der Körper nichts zu essen. Die Phasen von Nahrungsaufnahme und Nahrungsenthaltsamkeit wechseln sich also ebenso ab, wie Wachen und Schlafen, wie Tätigsein und Ruhe. Davon ist der Rhythmus unseres Lebens geprägt, dies sind die beiden Pole unseres Seins.

So unglaublich es für manchen klingen mag, Fasten ist auch ein Teil des Überlebens. Jeder menschliche oder tierische Organismus verfügt über die Fähigkeit, gespeicherte Nahrungsenergie zu nutzen. Dies ist von der Natur so eingerichtet, um dem Lebewesen ein Überleben zu sichern, wenn es einmal längere Zeit keine Nahrung bekommen sollte. Die Gabe, sich auf einen »zweiten Stoffwechsel« umzustellen und von den eigenen Reserven zu leben, sichert vielen Tierarten in harten Zeiten ihr Überleben. Und auch die Menschheitsgeschichte hätte wesentlich höhere Verluste zu verzeichnen, wenn der menschliche Organismus nicht in der Lage wäre, durch Fasten Kriegszeiten und Naturkatastrophen zu überstehen.

Eines der natürlichsten Heilmittel für einen irritierten Darm ist das Fasten. Durch den Verzicht auf feste Nahrung wird der Darm konsequent ruhig gestellt.

Fasten ist kein Hungern

In unserem Erbgut ist es vorherbestimmt, Zeiten der Enthaltsamkeit von Nahrung zu durchlaufen. Dabei kommt es weder zu einem Abfall der Leistungsfähigkeit noch wird der Körper ausgezehrt. Es kann Monate dauern, bis ein gesunder Mensch aufgrund mangelnder Nahrungsaufnahme verhungert. In der begrenzten Zeit des vorsätzlichen Fastens kann die körperliche und geistige Kraft eines Menschen sogar gesteigert werden. Der Körper eines Fastenden wird einer starken Reinigung unterzogen. Durch Nahrungsverzicht fallen belastende Substanzen weg, für deren sorgfältige Aufspaltung der Organismus sonst Energie aufwenden muss. Dies führt zu einer Umverteilung der körperlichen Arbeit. Energie, die für die Verdauungsarbeit nicht eingesetzt wird, kann für andere Aktivitäten genutzt werden.

Alle Weltreligionen kennen das Fasten als ein Mittel, um sich vom Geschehen des Alltags abzuwenden, sich auf sich selbst zu besinnen und zu innerer Ruhe zu kommen. Überliefert ist der Spruch des Hippokrates, der vor nahezu 2500 Jahren sagte: »Wer stark, gesund und jung bleiben will, sei mäßig, übe den Körper, atme reine Luft und heile sein Weh eher durch Fasten als durch Medikamente.« In späteren Zeiten wurde das Fasten von Ärzten, Theologen, Naturphilosphen und Heilpraktikern immer wieder als eine Methode propagiert, sich von falschen Ernährungsgewohnheiten zu trennen, seinen Körper zu entschlacken und damit zu höherer Leistungsfähigkeit und andauernder Gesundheit zu führen.

Den Körper von Ballast und Schlacken befreien – dies verspricht nicht nur Linderung für Darmprobleme, sondern auch für die Seele. In vielen Kulturen wird das Fasten genutzt, um von neuem Kraft zu schöpfen und Kreatives zu vollbringen.

Verschiedene Möglichkeiten des Fastens

Sie können auf unterschiedliche Arten Fasten. Entweder Sie entscheiden sich für das strenge Wasserfasten oder für aufgelockerte Methoden, wie sie die Mayr-Kur oder das Buchinger-Fasten vorschlagen. Hier ist sogar die minimale Aufnahme von Nahrung wie Milch, trockenen Semmeln, Gemüsebrühe oder Obstsaft vorgesehen. Individuelle Bedürfnisse können also beim Fasten berücksichtigt werden. Auch auf die Dauer der Kur sind Sie nicht festgelegt. Manchmal genügt bereits ein Zwei-Tage-Fasten nach einem allzu üppigen Festmahl, um einen strapazierten Darm wieder in Ordnung zu bringen. Für ein richtiges Kurfasten sollten Sie sich mindestens eine Woche Zeit nehmen. Ideal wäre es, wenn Sie diese Fastenzeit auch auf zwei oder drei Wochen ausdehnen könnten. Letzteres sollten Sie jedoch auf keinen Fall ohne ärztliche Betreuung durchführen.

Übersicht der Fastenmethoden

- Rohsäftefasten (nach Heun): ein Glas frisch gepresster Obst- und Gemüsesaft drei- bis fünfmal täglich, dazwischen Wasser.
- Nulldiät: Wasserfasten mit Zugabe von Vitaminen und Mineralsalztabletten (wird oft in Klinken durchgeführt).

- Schleimfasten: geeignet für Magenempfindliche, da mit Hafer-, Reis- oder Leinsamenschleim gefastet wird.
- Wasserfasten: täglich zwei bis drei Liter gutes Quell- oder Mineralwasser.
- Molkefasten: ein Liter Molke über den Tag verteilt, ergänzt durch Kräutertees, Frucht- und Gemüsesäfte (eignet sich für längeres Fasten).
- Buchinger-Fasten: Kräutertees, heiße Gemüsebrühen, Obst- und Gemüsesäfte sowie viel Wasser.

Vorbereitungen aufs Fasten

Verwenden Sie Bittersalz bedacht und wohldosiert. Lassen Sie sich in der Apotheke ausführlich beraten, wie Sie dieses radikale Abführmittel sachgemäß einsetzen. Sanftere Abführmittel sind Pflaumen- oder Sauerkrautsaft.

Bevor Sie sich mit Abführmitteln so richtig aufs Fasten einlassen, gibt es für Ungeübte einige Tricks, schon in den vorbereitenden Tagen den Körper auf den Nahrungsentzug einzustimmen. Halten Sie sich nicht mehr an feste Essenszeiten, und essen Sie nur noch, wenn Sie wirklich Hunger haben. Wichtig ist, dass Sie jeden Bissen ausführlich, d. h. mindestens 30-mal, kauen. Sie essen dadurch kleinere Mengen und belasten Magen und Darm weniger. Beim Frühstück lassen Sie schwarzen Tee oder Kaffee und jegliche Backwaren weg, stattdessen trinken Sie nur Saft und Kräutertee. Genussmittel wie Zigaretten, Kaffee, Alkohol und Süßigkeiten sollten Sie langsam reduzieren. Während des Fastens müssen Sie ganz darauf verzichten. Falls Sie regelmäßig Medikamente einnehmen, fragen Sie Ihren Arzt, ob Sie sie während des Fastens absetzen können.

Das Fasten einleiten

Am ersten Tag, an dem Sie mit dem reinen Fasten beginnen, muss der Darm vollständig entleert werden. Dazu gibt es verschiedene Mittel. Derjenige, der keine schwer wiegenden Darmprobleme hat, kommt möglicherweise mit Buttermilch und Sauerkrautsaft aus. Menschen mit anhaltender Darmträgheit sollten Bittersalz einnehmen. Sie erhalten es in der Apotheke, wo Sie sich auch über die Anwendung und Wirkungsweisen beraten lassen sollten, wenn Sie damit keine Erfahrung haben. Durch den rapiden Wasserverlust bei der plötzlichen Entleerung des Darms kann es zu Kreislaufproblemen kommen. Trinken Sie deshalb viel, schränken Sie körperliche Tätigkeiten ein, und legen Sie sich ruhig mal hin.

Schlacken lassen sich unter dem Elektronenmikroskop nachweisen. Durch den Vergleich von Gewebeproben lässt sich feststellen, wie sie mit Hilfe eiweiß- und cholesterinarmer Kost abgebaut werden.

Wasserfasten

Diese Form des Fastens ist äußerst puristisch. Man nimmt dabei keinerlei feste, sondern ausschließlich flüssige Nahrung zu sich. Dies können Kräutertees, Mineralwasser sowie Gemüsebrühe sein. Abführende Mittel putzen dabei den Darm gründlich durch, und der Verzicht auf Nahrung stellt ihn ruhig. Rückstände im Darm und in Muskeln oder Fettgewebe eingelagertes Material werden aufgelöst, um in den Blutkreislauf geschleust zu werden.

In der Fastenzeit arbeitet die Leber besonders intensiv, um die angesammelten Schlacken abzubauen und den Organismus zu entgiften. Diejenigen Substanzen, die nicht benötigt werden, verlassen den Körper auf verschiedenen Wegen: über die Darmschleimhaut, die Schleimhäute des Mundes und der Ausscheidungsorgane, über Lunge, Nieren und Haut. Dieser Reinigungs- und Befreiungsprozess macht sich auch durch gesteigerten Körpergeruch des Fastenden bemerkbar, ferner an einer belegten Zunge und bei Frauen an vermehrtem Scheidenausfluss. Als so genannte Fastenkrisen werden vorübergehende Müdigkeit, Kopfschmerzen und psychische Stimmungsschwankungen bezeichnet. Sie gelten als Signal, dass der Körper daran arbeitet, sich der ihn belastenden Stoffe zu entledigen.

Ein möglicher Fastenablauf

Die Psyche fastet mit: Nehmen Sie sich während Ihrer Fastenkur keine anstrengenden geistigen Arbeiten vor. Lassen Sie die Seele baumeln!

Entlastungstag

▶ Um den Organismus auf das Fasten vorzubereiten, essen Sie an diesem Tag nur Obst und Gemüse, wenn möglich roh. Geeignet sind auch Reis oder 1 Scheibe Knäckebrot, außerdem 1 Becher Naturjoghurt, dem Sie 1 Esslöffel Leinsamen oder Weizenkleie beigemengt haben. Letzteres ist eine gute Vorbereitung für die folgende Darmentleerung.

1. Fastentag

▶ Gleich nach dem Aufstehen trinken Sie 1/4 Liter lauwarmes Wasser, in dem 1 gestrichener Teelöffel Bittersalz aus der Apotheke aufgelöst wurde. Kurze Zeit später kommt es zur mehrmaligen Entleerung des meist wässrigen Stuhls.

▶ Gut 1 Stunde später sollten Sie »frühstücken«: Trinken Sie 2 Tassen Kräutertee (z. B. Fenchel, Lindenblüten, Melisse oder Zinnkraut). Um den Tee wirklich ganz langsam zu trinken, empfiehlt es sich, ihn mit einem Kaffeelöffel zu sich zu nehmen und dabei jeden Schluck zu »kauen«.

▶ Mittags servieren Sie sich 1 Teller heiße Gemüsebrühe. Auch hier muss betont werden, dass Sie sie langsam, mit Konzentration essen sollten. Danach ruhen Sie sich etwa 1/2 Stunde aus. Um den Stoffwechsel anzuregen, können Sie sich einen Leibwickel machen.

▶ Zum Abendessen gibt es wieder 2 Tassen Kräutertee. Auch hier gilt es wieder, jeden Schluck eine Zeit lang im Mund zu behalten und zu kauen, bevor Sie ihn hinunterschlucken.

▶ Als Zwischenmahlzeiten dürfen und sollen Sie so viel wie möglich trinken, um den Körper gut durchzuspülen.

2. bis 5. Fastentag

▶ Der Darm ist zu Beginn des Fastens einmal gründlich entleert worden, deshalb muss weiter kein Bittersalz eingenommen werden. Dennoch werden Sie feststellen, dass Sie immer wieder Stuhlgang haben, obwohl Sie keine feste Nahrung mehr zu sich nehmen. Wer es wünscht, kann in der Mitte der Fastenzeit oder alle 2 Tage einen Darmeinlauf (Apotheke) durchführen. Damit wird die Entleerung intensiviert. Eine sanftere Methode zur Anregung des Darms sind Sauerkrautsaft oder Molke.

▶ Die Mahlzeiten gleichen denen des ersten Fastentages. Um sich auf jede einzelne zu freuen, sollten Sie unter einer größeren Auswahl an Tees und Säften abwechseln. Sie können auch gehaltvollere Säfte wie Karotten- oder Tomatensaft trinken.

An jedem Fastentag sollten Sie mindestens vier Liter Flüssigkeit zu sich nehmen. Je mehr Flüssigkeit dem Körper zugeführt wird, desto leichter werden die gelösten Schlacken ausgespült.

1. bis 3. Aufbautag

▶ Fastenbrechen nennt man den Übergang von flüssiger Nahrung zu fester Kost. Der Darm muss nach dem Fasten langsam wieder an normale Nahrung gewöhnt werden, deshalb gibt es in den 2 bis 3 Aufbautagen eine besondere Diät.

▶ Das erste feste Nahrungsmittel nach dem Fasten ist 1 Apfel. Er kann roh oder leicht gedünstet verzehrt werden. Auch hier ist es wieder sehr wichtig, den Apfel in sorgfältig gekauten Bissen zu sich zu nehmen.

▶ Später am Tag und in den folgenden Tagen können Sie dann eine Weizenschrotsuppe oder eine leichte Kartoffelsuppe, ein wenig Buttermilch, Knäckebrot und kleine Portionen Rohkost zu sich nehmen.

Diese Mahlzeiten dienen dazu, den Darm mit viel Fasermaterial zu füllen, das gut aufquillt. Er wird damit schrittweise und sehr schonend zu einer gesunden Aktivität stimuliert.

Teilfasten für Einsteiger

Auch in den Anschlusstagen sollten Sie leichte Vollwertkost ohne Zucker und mit wenig tierischen Fetten zu sich nehmen. Trinken Sie weiterhin gezielt Kräutertees, Obst- und Gemüsesäfte.

Mit Heilfasten bezeichnet man das Vollfasten, bei dem ausschließlich flüssige Nahrungsmittel aufgenommen werden dürfen. Teilfasten hingegen erlaubt auch den Verzehr von festen pflanzlichen Lebensmitteln. Dabei darf man Obst, Gemüse wie Pellkartoffeln oder kurz angegarte Karotten, gekochten Reis sowie Salate und Keimlinge zu sich nehmen. Für Anfänger im Fasten empfiehlt es sich, eine Kur mit einigen Tagen Teilfasten zu beginnen, bevor sie ausschließlich auf flüssige Nahrung umsteigen.

Der richtige Zeitpunkt

Wenn die Jahreszeiten wechseln und der Körper sich auf die jeweils folgende Klimaperiode umstellen muss, ist der richtige Zeitpunkt für eine Fastenkur gekommen. Nehmen Sie sich also im Frühjahr und im Herbst fünf bis zehn Tage Zeit, und nutzen Sie die Umstellung des Körpers für eine befreiende Entschlackung. Ausschlaggebend ist, dass Sie durch das Fasten eine grundlegende Umstellung Ihrer Ernährung einleiten. Dafür sind die Aufbautage nach der Kur entscheidend.

Und noch etwas: Glauben Sie nicht, das Fasten trotz prall gefüllten Terminkalenders nebenbei durchführen zu können. Das klappt nicht. Nehmen Sie Urlaub, oder nutzen Sie eine Folge von Feiertagen, um den gewünschten Effekt zu erzielen.

Wann Sie aufs Fasten verzichten sollten

- Bei Krebserkrankungen, Tuberkulose sowie bei Über- oder Unterfunktion der Schilddrüse sowie bei Herz-Kreislauf-Krankheiten und Geschwüren im Magen-Darm-Trakt ist eine Fastenkur nicht zu empfehlen.

- Menschen in fortgeschrittenem Alter sollten ebenfalls auf ein Fasten verzichten.
- Im Fall von Pilzerkrankungen gehen die Meinungen der Ärzte auseinander, ob Fasten die Heilung fördert oder verzögert. Die einen sagen, es werde dem Pilz die Lebensgrundlage entzogen. Die anderen vermuten, dass er sich durch das Fasten schneller ausbreitet.
- Fasten kann sich bei Gicht und Nieren-, Blasen- oder Gallensteinleiden schädlich auswirken. Fragen Sie in jedem Fall auch hier Ihren Arzt.

Früher wurde die Colon-Hydro-Therapie vor allem im naturheilkundlichen Bereich angewandt. In immer stärkerem Maß greifen auch schulmedizinisch arbeitende Praxen und Kliniken diese Behandlungsform auf.

Colon-Hydro-Therapie

Hinter der lateinischen Bezeichnung »Colon-Hydro-Therapie« verbirgt sich eine Dickdarm-Wasser-Behandlung. Dies ist ein in den USA entwickeltes modernes Verfahren, dessen Wirkungsprinzipien auf eines der ältesten Naturheilmittel zurückgehen. Die Colon-Hydro-Therapie ist nämlich eine Weiterentwicklung des Darmeinlaufs. Bereits das alte Ägypten kannte diese Einläufe, und auch viele andere Kulturen messen ihnen große Bedeutung bei. Mystische Vorstellungen gingen von einer tief greifenden inneren Reinigung aus, bei der Körper und Seele nachhaltig von allem Giftigen befreit werden. Von einem Darmeinlauf versprach man sich nicht nur körperliche Gesundung, sondern man wollte auch einer göttlichen Erleuchtung näher kommen. Dabei wurden neben Wasser verschiedentlich Einlaufflüssigkeiten verwendet, die uns heute nur kurios vorkommen können – Tee, Kaffee, Milch und Seifenlauge.
Heute sorgt die Colon-Hydro-Therapie für eine kontrollierte Darmreinigung und befreit den Organismus von Giftstoffen. Sie kommt zum Einsatz, wenn die

Darmschleimhaut auf eine Regeneration vorbereitet werden soll. Doch wirkt sich die Behandlung auch auf den gesamten Organismus aus, er kann mit ihrer Hilfe »umgestimmt« werden: Die Naturheilkunde geht davon aus, dass durch eine Anregung der körpereigenen Abwehr und durch eine Harmonisierung aller Regulationsmechanismen der Körper eigene Kräfte zur Selbstheilung freisetzt.

Der Colon-Hydro-Therapie wird hin und wieder vorgeworfen, dass bei den Spülungen Giftstoffe aus dem Stuhl über die Darmwand in den Körper gelangen können. Forscher in den USA versuchen zurzeit, den Sachverhalt wissenschaftlich zu klären.

Die Durchführung

Arzt oder Heilpraktiker haben das richtige Gerät, den Colon-Hydromat, um die Therapie durchzuführen. Mit ihm lassen sich der gewünschte Wasserdruck, die Wassertemperatur und die Wassermenge individuell einstellen. Bei einem ausführlichen Gespräch zwischen Patient und Therapeut werden die Beschwerden besprochen, die den Patienten zu dieser Behandlung veranlasst haben. Daran schließt sich eine ausführliche Untersuchung an. In manchen Fällen können außerdem Ultraschall- und Laboruntersuchungen nötig sein. Es müssen Erkrankungen ausgeschlossen werden, die eine Colon-Hydro-Therapie verbieten. Dazu zählen akute Darmentzündungen wie eine Divertikulitis sowie chronische Darmerkrankungen und offene Hämorrhoiden. Bei Gefäßleiden, schweren Herz-Kreislauf-Erkrankungen sowie während einer Schwangerschaft sollte diese Therapie ebenfalls nicht angewendet werden.

Was bei der Colon-Hydro-Therapie passiert

Normalerweise ist die Anwendung der Colon-Hydro-Therapie nicht mit Schmerzen verbunden. Nur wenn sich sehr alte Ablagerungen aus dem Darminneren lösen, können kurzzeitig leichte Krämpfe auftreten. In mehreren Sitzungen wird der Darm gereinigt. Darüber hinaus dient die Einleitung von Wasser dazu, die verschiedenen Reflexzonen des Dickdarms zu stimulieren.

▶ Nachdem sich der Patient seitlich auf eine Behandlungsliege gelegt hat, führt ihm der Arzt das eingefettete Spekulum vorsichtig in den After ein. Dann werden zwei Schläuche, die für den Zu- und Ablauf der Spülflüssigkeit nötig sind, am Spekulum angeschlossen.

▶ Sobald sich der Patient vorsichtig in die Rückenlage gedreht hat, kann mit dem Wassereinlauf begonnen werden. Das Wasser sollte eine Temperatur von ca. 38 °C haben. Um den Darm anzuregen, kann die Temperatur zwischenzeitlich angehoben oder gesenkt werden. Danach beginnt der eigentlich Spülvorgang. Mit wechselndem Druck leitet der Arzt das Wasser in den Darm.

▶ Über den zweiten Schlauch wird die Flüssigkeit mit dem gelösten Darminhalt ausgespült und in einem speziellen Behälter aufgefangen. Das Einpumpen und Absaugen des Wassers dauert ca. eine halbe Stunde. Zum Schluss ist die Spülflüssigkeit sehr viel klarer, es befinden sich kaum noch Kotreste darin.

Bei schädlichen Pilzerkrankungen, die sich hartnäckig im Verdauungssystem breit gemacht haben, wird die Colon-Hydro-Therapie meist mit Erfolg eingesetzt.

WANN »CHT« ZU EMPFEHLEN IST

Die Colon-Hydro-Therapie wird nicht nur bei Beschwerden oder Erkrankungen durchgeführt, die offensichtlich mit dem Magen-Darm-Trakt zusammenhängen. Sie empfiehlt sich auch bei:

- Allergien
- Kopfschmerzen und Migräne
- Rheumatischen Erkrankungen
- Leistungsmangel
- Neurodermitis
- Hautstörungen
- Immunschwäche und Infektanfälligkeit
- Depressiven Verstimmungen

▶ Während des Spülvorgangs kann unterstützend eine sanfte Bauchmassage durchgeführt werden, um die Wirkung der Darmspülung noch zu verbessern.

▶ Am Ende der Behandlung dreht sich der Patient wieder zur Seite, um dem Therapeuten die Möglichkeit zur Entfernung der Zu- und Ablaufschläuche zu geben.

Da diese Therapieform von den Patienten meist selbst bezahlt werden muss, wird sie von vielen verfrüht abgebrochen. Aber nicht jede Besserung der Beschwerden bedeutet, dass die Krankheitsursachen auch ausgeheilt sind.

Wann diese Therapieform zu empfehlen ist

Wie bei fast allen homöopathischen und naturkundlichen Therapien kann sich auch bei der Colon-Hydro-Therapie zunächst eine Verschlimmerung der bisherigen Beschwerden einstellen. Dies ist eine normale Reaktion, die sich bei wiederholten Anwendungen allmählich bessern wird. Wichtig ist nur, sich dessen bewusst zu sein, um als Patient nicht die Geduld zu verlieren und die Behandlung vorzeitig abzubrechen.

Der Vorteil dieser Therapie liegt darin, dass sie, wenn die folgenden Voraussetzungen erfüllt sind, nahezu keine Nebenwirkungen hat.

▶ Wichtig ist, sich in die Hände eines erfahrenen Therapeuten zu begeben, der mit einem modernen Hydromat sachgemäß umzugehen versteht und alle Hygienevorschriften streng beachtet.

▶ Lassen Sie sich alle Behandlungsschritte in einem Vorgespräch ausführlich erklären, und haben Sie keine Scheu, Fragen zu stellen.

▶ Besprechen Sie auch die Anzahl der möglicherweise nötigen Sitzungen.

▶ Die Kosten für eine Colon-Hydro-Therapie werden von den Krankenkassen nur in manchen Fällen erstattet. Versuchen Sie dennoch, eine teilweise Kostenübernahme zu erwirken.

▶ Eine Behandlungssitzung wird mit 100 bis 200 DM berechnet.

Kuren nach Pfarrer Kneipp

Ein gut funktionierendes Immunsystem ist hilfreich für eine erfolgreiche Körperentgiftung. Die um 1855 vom Wörishofener Pfarrer Sebastian Kneipp entwickelten Wasseranwendungen sind als Stärkung der körpereigenen Abwehrkräfte seit langem bewährt. Die Einwirkung von Wärme und Kälte auf den Körper in Verbindung mit Wasser führt zu einer Stabilisierung der Funktion der einzelnen Organe. Das Repertoire der kneippschen Hydrotherapie umfasst mehr als 130 verschiedene Wasseranwendungen, die zur Linderung zahlreicher Beschwerden und Störungen eingesetzt werden. Es gibt Waschungen, Güsse, Bäder, Dampfanwendungen und Wickel, die sämtlich mit kalten, warmen oder wechselnd temperierten Wasserreizen die Regulationsmechanismen des Körpers beeinflussen. Kneippanwendungen können Sie auch im eigenen Badezimmer durchführen. Die Behandlung sollte über einen längeren Zeitraum (einige Wochen) am besten täglich oder alle zwei bis drei Tage stattfinden. Achten Sie darauf, dass Ihr Körper vor der Behandlung nicht unterkühlt ist.

Die Kuranwendungen nach Pfarrer Kneipp sind frei von Nebenwirkungen. Allerdings sollten Patienten mit schwachem Herzen oder Krampfadern zuvor ärztlichen Rat einholen.

Kneippgüsse

Stellen Sie den Brausekopf Ihres Badewannenschlauchs auf weichen Wasserstrahl. Können Sie dies nicht, ist eine Gießkanne ein ausreichender Notbehelf.

Beugen Sie sich über die Wanne, und begießen Sie zuerst den rechten, dann den linken Arm. Dabei führen Sie den kalten Wasserstrahl von der Hand zur Schulter und lassen das Wasser acht bis zehn Sekunden abfließen. Den Vorgang an jedem Arm noch einmal wiederholen. Idealerweise wird die Übung am Vor- oder Nachmittag durchgeführt.

Kräuterbad

Ein Wannenbad mit Kräutern sollten Sie in Ruhe genießen und sich weder von Mitbewohnern noch durchs Telefon dabei stören lassen. Bei einer beginnenden Erkältung kann ein solches Bad sehr hilfreich sein.

Temperieren Sie das Wasser eines Wannenbades auf 35 bis 38 °C. Nun fügen Sie natürliche Badezusätze hinzu: Lavendel, Baldrian und Melisse wirken entspannend, Rosmarin und Fichtennadeln sind anregend für den Kreislauf. Ein Bad sollte zwischen 10 und 20 Minuten dauern. Am besten wirken diese Bäder, wenn Sie eine Stunde vor oder zwei Stunden nach den Mahlzeiten sowie vor dem Schlafengehen genossen werden. Im Anschluss an ein solches Bad ist eine einstündige Ruhepause auf dem Sofa oder im Bett zu empfehlen.

Kalter Knieguss

Sie stehen in der Wanne oder Dusche und begießen nacheinander das rechte und das linke Bein mit kaltem Wasser. Den Wasserstrahl dabei vom Fuß bis eine Hand-

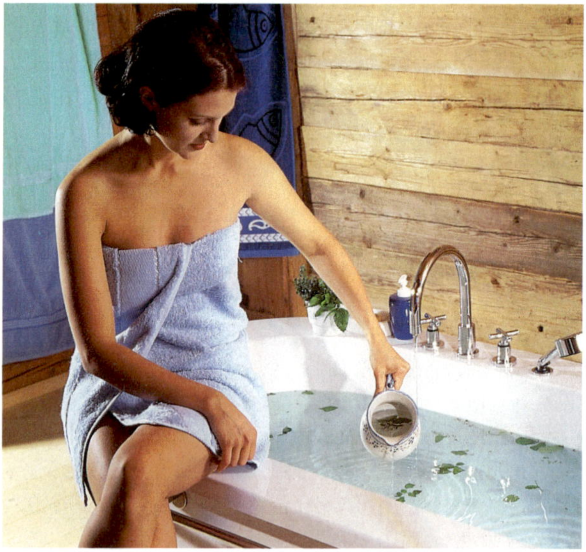

Ein Genuss für Körper und Seele: Das Kräuterbad heilt und entspannt.

breit über das Knie führen und zehn Sekunden abfließen lassen, bei beiden Beinen einmal wiederholen. Zum Schluss kurz die Fußsohlen abbrausen. Nach dem Abtrocknen eine halbe Stunde bis zum Warmwerden bewegen. Auch hier empfiehlt sich der Vor- oder Nachmittag für die Anwendung.

Das Prinzip der Wickelanwendung beruht auf Stimulation: Durch Temperatur und Feuchtigkeit werden vor allem die Nervenenden im Untergewebe der Haut gereizt. Die Nervenbahnen leiten diese Reize weiter zu den Organen, deren Tätigkeit so reaktiviert wird.

Kalter und warmer Leibwickel

Für diesen Leibwickel benötigen Sie drei unterschiedliche Tücher: ein Leinentuch, ein Baumwolltuch (z. B. Handtuch) und ein Tuch aus warmem, weichem Material (z. B. Wolle). Der Patient legt sich am besten auf eine Liege oder ins Bett. Um den Stoffwechsel durch das Auskühlen der Füße nicht ins Stocken geraten zu lassen, sollten Sie diese mit warmen Socken schützen. Denn kalte Füße lassen den Wickel nicht zur vollen Entfaltung kommen.

Nun wird das Leinentuch in kaltes Wasser getaucht, fest ausgewrungen und auf den nackten Leib zwischen Rippen und Schambein gelegt. Darüber kommt zuerst locker das Baumwolltuch und dann das Wolltuch. Nach Bedarf kann der Patient noch mit einer weiteren Decke gut zugedeckt werden. Die Ruhezeit beträgt etwa 45 Minuten. Nachdem der Patient ausgewickelt ist, wird er mit einem frischen Handtuch kräftig durchfrottiert. Der kalte Leibwickel ist zur Aktivierung der Verdauungsorgane geeignet. Bei Durchfall oder Schmerzen darf er nicht angewendet werden.

Beim warmen Leibwickel wird statt kaltem warmes Wasser verwendet. Er hilft bei Krämpfen und hat sich gegen Durchfall bewährt. Wegen seiner entspannenden Wirkung wird er als sehr angenehm empfunden. Menschen mit erhöhtem Blutdruck können feststellen, dass ein warmer Leibwickel blutdrucksenkend wirkt.

Kaltes Armbad

Ein Waschbecken reicht für die Durchführung von Armbädern. Lassen Sie in ein Becken kaltes Wasser einlaufen, und tauchen Sie beide Arme bis zur Mitte des Oberarms 10 bis 20 Sekunden ein. Nach dem Abtrocknen und Anziehen durch leichte Bewegung der Arme die Durchblutung fördern. Beste Wirkung zeigt diese Übung am frühen Nachmittag.

Mit einer Massage werden nicht nur die massierten Körperteile entspannt. Sie führt zu einer Beruhigung des gesamten Organismus und der Psyche.

Massagen aktivieren den Darm

Wie die im vorhergehenden Kapitel beschriebenen Leibwickel sind auch Massagen sanfte Methoden, um die Darmreinigung und Entgiftung zu unterstützen. Sie dienen dazu, andere Therapieformen zu ergänzen und deren Wirkung zu verstärken.

Je nach Massagetechnik kann Massage beruhigen und entspannen sowie Krämpfe lösen, auf der anderen Seite kann sie auch zu einer Aktivierung eingesetzt werden. Den dynamisierenden Effekt einer Massage kann man beobachten, wenn eine Mutter einem Baby, das unter Blähungen leidet, den Bauch massiert. Das leichte Streichen über den Bauch bewirkt einerseits eine Entspannung, bringt andererseits den Darm auf Trab, löst somit Verkrampfungen und Blähungen. Bei Massagen muss der Hautkontakt als die besondere medizinische Qualität hervorgehoben werden. Das positive Erleben, das davon ausgeht, kann psychisch bedingte Verspannungen im Darm lösen.

Massagegriffe aus der asiatischen Heilkunst haben sich für die unterschiedlichsten Beschwerden im Verdauungsbereich bewährt. Eine davon ist die Massagetechnik des Shiatsu, was Finger- oder Daumendruck bedeutet. In Japan zählt Shiatsu noch heute zu den gebräuchlichsten Heilmethoden. Es hat dort in etwa den Status wie bei uns in Europa der Kamillentee. Wie viele andere asiatische Heilmethoden gründet sich auch Shiatsu auf die Aufteilung des Körpers durch Meridiane. Diese werden als energetische Bahnen definiert, auf denen die Lebenskraft durch den Körper strömt. Östliche Heillehren gehen davon aus, dass der Energiefluss und die Funktion der inneren Organe direkt über die Meridiane beeinflusst werden.

Durch das Massieren des Darms wird die Peristaltik angeregt, und der Darm kann die schädlichen Schlacken schneller aus dem Körper hinausbefördern. Die bessere Durchblutung fördert außerdem das Wohlbefinden.

Verstopfungen und Blähungen wegmassieren

Die Methode des Shiatsu bietet auch Hilfe gegen Beschwerden wie Blähungen und Verstopfung. Nachfolgend sind zwei effektive Übungen gegen diese häufig auftretenden Gesundheitsstörungen beschrieben. Für die Durchführung der Übungen benötigen sie einen Partner.

- Der zu massierende Partner liegt ruhig auf dem Rücken. Der Massierende kniet sich neben ihn, fasst mit einer Hand in die Taille unter den Rücken des Liegenden und zieht aus dieser Stellung die eine Körperseite leicht nach oben. Dann wird die andere Seite mit der zweiten Hand hoch gezogen. Indem die Hände abwechselnd die rechte und linke Flanke hoch ziehen, entsteht eine leichte Schaukelbewegung in Bauch- und Hüftbereich des Liegenden. Sie soll die Verkrampfungen im Darm lösen und seine Verdauungstätigkeit aktivieren. Diese Übung mehrmals wiederholen.
- Der Masseur kniet neben seinem auf dem Rücken liegenden Partner und legt ihm beide Hände übereinander ganz sanft auf den Bauch. Dabei sollen die Fingerspitzen den Bauchnabel überdecken. Anschließend werden

die Handballen leicht nach unten in die Seiten gedrückt und wieder angehoben, wobei die Fingerspitzen ihre Position nicht verändern. Die Bewegung soll einer Welle gleichen, die den Bauch rhythmisch massiert.

Massagen gegen Verdauungsbeschwerden

Gewisse Massagen des Bauchs sollten möglichst von Fachleuten durchgeführt werden. Doch mit spezieller Gymnastik können auch Sie selbst Ihrem Darm zu verstärkter Bewegung verhelfen.

▶ Der Partner legt sich bequem auf die Seite. Der Arm, auf dem er liegt, wird entspannt nach vorn gestreckt. Der Massierende kniet dicht hinter seinem Rücken, ungefähr in Höhe der Nieren. Er legt seine beiden Hände parallel auf den Körper des Liegenden. Die Hand auf dem Bauch liegt direkt unter dem Brustbein, die andere liegt auf gleicher Höhe auf dem Rücken. Die Hand auf dem Rücken beginnt entgegen dem Uhrzeigersinn sanft zu kreisen. Die Kreisbewegung soll bis zu den Schulterblättern hinaufreichen und immer nach unten geschlossen werden. Die Hand auf dem Bauch dient lediglich als Stütze.

▶ Der zu massierende Partner liegt auf dem Rücken, die Beine parallel ausgestreckt und hat das rechte Bein leicht nach innen gedreht. Der Masseur kniet rechts neben ihm und legt ihm seine linke Hand direkt unter das Brustbein.

Von der Hüfte abwärts arbeitend beginnt er, mit der ganzen Innenfläche seiner rechten Hand Druck auf das rechte Bein des Liegenden auszuüben. Nach jedem Druck wird eine kurze Pause eingelegt. Dann nimmt die Hand etwas weiter unten ihre Position ein und wiederholt die Druckmassage, bis sie bei den Fersen angelangt ist. Insgesamt soll diese Behandlung dreimal durchgeführt werden. Der Meridian, der für die Bauchregion zuständig ist, wird damit stimuliert.

▶ Der Partner legt sich entspannt auf den Rücken. Der Masseur kniet sich in Hüfthöhe neben ihn auf den Boden. Er legt ihm die Hände rechts und links auf die Hüftknochen. Mit sanftem Streichen werden dann die Hände langsam über die Rumpfseiten in Richtung Brust geführt, bis sie auf die Rippen stossen. Anschließend fahren die Hände den untersten Rippenbogen entlang, bis sie sich treffen.

Bei der nächsten Bewegung werden die Hände parallel über die Bauchmitte nach unten zu den Ausgangspunkten geschoben. Diese Übung sollte mehrmals wiederholt werden. Konzentrieren Sie sich darauf, die Hände in der Bauchmitte besonders sacht zu bewegen. Jeglicher Druck oder zu festes Ausstreichen des Bauchs sollte vermieden werden.

Täglich fünf bis zehn Minuten Darmmassage an sich selbst – und Sie werden sehen, dass außer einer regulierten Darmtätigkeit auch ein straffer Bauch die Folge ist.

▶ Wieder liegt der Partner auf dem Rücken. Der Massierende hat sich rechts neben ihn gekniet. Während der Übung wechselt er über den Körper des Partners hinweg die Seite. Beide Hände des Massierenden liegen direkt außen unter den Rippenbogen des Partners, die Fingerspitzen drücken sanft in die dortige Vertiefung. Schrittweise folgen die Finger der Vertiefung über die Körpermitte hinweg bis zur anderen Seite. Grundsätzlich wird von links nach rechts quer über den Körper massiert, um so den Verdauungsvorgang behutsam anzuregen.

▶ Der zu massierende Partner steht und nimmt eine entspannte Haltung ein, die Arme hängen zu beiden Seiten des Körpers nach unten. Der Masseur stellt sich ganz dicht hinter ihn.

Mit seinen Armen umfängt er den Körper seines Partners oberhalb der Ellenbogen, bis sich seine Fingerspitzen in der Mitte des Brustbeins berühren. Von hier aus streichen die Fingerspitzen sanft über den Rippenbogen nach außen. Wiederholen Sie dieses Ausstreichen mehrmals.

Darmaktivierung durch Trockenbürsten

Bei Krampfadern und Besenreisern ist von einer Bürstenmassage der Beine abzusehen. Sie müssen sich dann auf andere Regionen des Körpers beschränken.

Trockenbürsten hat eine positive Wirkung auf den Darm. Abgesehen davon, dass es Ihrer Haut sehr gut tut, regt es die Durchblutung innerer Organe und vor allem den Stoffwechsel an. Sie sollten sich Trockenbürsten morgens und abends zur Gewohnheit werden lassen. Besorgen Sie sich in einer Drogerie oder Parfümerie die richtige Bürste mit Naturborsten, die nicht zu hart sein sollten. Beliebt sind auch die so genannten Luffahandschuhe (siehe Abbildung unten).

So wird gebürstet

Am rechten Fuß beginnen Sie mit dem Bürsten. Mit langsamen, kreisenden Bewegungen massieren Sie das Bein bis zur Hüfte hinauf. Beim linken Bein wird es ebenso gemacht. Jetzt kommen die Arme dran, bei de-

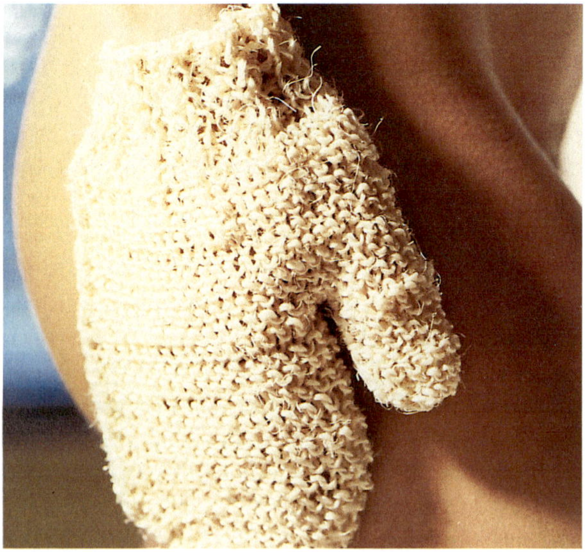

Darmaktivierung mit Bürste oder Handschuh – das Trockenbürsten regt nicht nur die Hautdurchblutung, sondern auch die Verdauung an.

nen Sie wie mit den Beinen verfahren, zuerst rechts, dann links. Sie sollten immer von außen zum Herzen hin bürsten. Dadurch wird die Blutzirkulation in den Gefäßbahnen aufs Beste gefördert. Anschließend kommen Bauch und Po an die Reihe. Der Po kann ruhig fester gebürstet werden, um die Durchblutung in diesem wenig bewegten Körperteil auch wirklich anzuregen. Beim Bauch sollten Sie vorsichtiger sein und nur so heftig massieren, wie es Ihnen angenehm ist. Zudem sollten Sie den Massagedruck vorsichtig Schritt für Schritt steigern. Aber bleiben Sie im Rahmen dessen, was Sie als angenehm empfinden.

Als Abschluss wäre eine Rückenmassage gut, doch dazu brauchen Sie einen Partner. Ersatzweise können Sie es mit einer Bürste mit langem Stil versuchen. Der Rücken wird beidseitig, und zwar rechts und links von der Wirbelsäule, in kreisenden Bewegungen massiert. Hier liegen auch die großen Nervenbahnen, die aus dem Rückenmark austreten und somit positiv angeregt werden. Wenn Sie im Bereich der Lenden und des Steißbeins länger verweilen und kräftiger massieren, führt dies zu einer Entspannung des Bauchraums. Nach einem anfänglichen angenehmen Prickeln wird Ihr Bauch sehr viel wärmer werden. Und wenn dann noch der Darm leise zu gluckern beginnt, haben Sie Ihr Ziel erreicht.

Trockenbürsten und Wechselduschen unterstutzen die Entgiftung über die Haut. Dies ist eine optimale Ergänzung, wenn gleichzeitig der Darm von Schlacken befreit wird.

Gifte ausschwitzen

Bewusstes Schwitzen, wie wir es heute vom Saunabesuch kennen, ist nicht nur in den skandinavischen Ländern beheimatet. Die Tradition der Schwitzbäder reicht bis in die Antike zurück. Die Griechen setzten sich zum Schwitzen in Räume, die mit heißen Steinen erhitzt wurden. Nach einem ähnlichen Prinzip bauten die Römer ihr so genanntes laconicum: In der Mitte des Raumes stand ein Kohlebecken, das für die Hitze sorgte. In den asiatischen Kulturen ist ein Alltag ohne das regelmäßige Schwitzbad undenkbar. Die den Körper reinigende und den Geist reaktivierende Kraft eines solchen Bades hat beispielsweise in Japan einen hohen Stellenwert.

Patienten mit Herz-Kreislauf-Beschwerden sollten vor Saunabesuchen den Arzt konsultieren und sich über Länge, Temperatur und Anzahl der Saunagänge informieren.

Sauna ist gesund

Das Prinzip, nach dem kurmäßiges Schwitzen – sei es bei den alten Römern, sei es in der finnischen Holzsauna – funktioniert, ist immer das gleiche. Der Wechsel von Heiß und Kalt, von der dampfenden Schwitzstube in das abkühlende Nass, führt zu einer Stärkung des Immunsystems. Zusätzlich wird die Haut von abgestorbenen Hautzellen gereinigt und gestrafft. Des Weiteren werden die Gefäße gefestigt und der Blutdruck stabilisiert. Ein regelmäßiger Saunabesuch trainiert das Herz, denn bei jedem Durchgang schlägt es öfter und pumpt mit jedem Schlag mehr Blut durch die Gefäße. Der Puls steigt auf rund 120 Schläge pro Minute. Gifte und Schlacken, die unseren Körper belasten, werden mit dem Schweiß oder dem Urin aus dem Organismus ausgeschieden. Im Durchschnitt tritt nach drei Saunagängen etwa ein Liter an Schweiß zusammen mit den darin gelösten Körpergiften über die Schweißdrüsen an die Hautoberfläche.

Der Prozess, in dem Gifte und Schlacken aus dem Körper ausgeschieden werden, geht relativ einfach vonstatten. In den Zellen des menschlichen Körpers, d.h. in den Muskeln und im Binde- oder Fettgewebe, sind insgesamt etwa 35 Liter Flüssigkeit gespeichert. Der ganze Blutkreislauf umfasst noch einmal knapp drei Liter. Um Schweiß zu produzieren und über die Haut abgeben zu können, muss der Organismus dem Gewebe Flüssigkeit entziehen. Der Schweiß speist sich zum einen aus der Blut-, zum anderen aus der Zellflüssigkeit. Auf diese Weise können also Gifte und Schlacken aus dem Gewebe auf dem Weg über ihre Umwandlung in Schweiß oder in Form von Urin über die Nieren den Körper verlassen.

Als Abschluss des Saunagangs sollten Sie nicht kalt, sondern warm duschen. Die vom Schwitzen geöffneten Poren schließen sich dann nicht, und die Entgiftung dauert an.

Kurmäßig schwitzen

- Der regelmäßige Saunabesuch sollte gerade in der kühleren Jahreszeit zu Ihrem Alltag gehören. Dennoch darf auch dies nicht übertrieben werden, ein- bis zweimal in der Woche genügt. Wenn Sie erkältet sind, sollten Sie eine Pause einlegen, denn das Saunen schwächt den Organismus zusätzlich.
- Zu Beginn empfiehlt es sich, nur etwa 5 Minuten in der Sauna zu bleiben. Steigern Sie den Aufenthalt dann bis auf 15 Minuten. Zwei bis drei Minuten bevor Sie die Sauna zum Abkühlen verlassen, sollten Sie sich aufsetzen, damit der Blutkreislauf stabilisiert wird.
- Die ideale Zeit fürs Schwitzen ist der frühe Abend vor der letzten Mahlzeit des Tages. Besuchen Sie nie mit vollem Magen oder nach Alkoholgenuss die Sauna. Und Sie sollten auch bis zu einer Stunde vor dem Saunen nichts mehr essen.
- Im Grunde spricht nichts gegen den Saunabesuch während einer Schwangerschaft. Wenn Sie sich wohl fühlen, ist ein Saunabad sogar von Vorteil. Das regelmäßige, ausgiebige Entspannen der Muskeln und Gefäße kann eine Erleichterung für die spätere Geburt bringen. Die Dauer der Geburt kann sich verkürzen und der Geburtsschmerz gelindert werden. Auf jeden Fall sollten Sie darüber mit Ihrem Frauenarzt sprechen.

▶ Wer hohen Blutdruck hat, sollte nach dem Schwitzgang nur kalt duschen. Personen mit normalem Blutdruck können ohne weiteres ins kalte Tauchbad steigen.

▶ Empfehlenswert sind pro Saunabesuch bis zu drei Gänge in die Schwitzstube. Bei jedem Gang kann die Temperatur leicht erhöht werden. Die Ruhepausen dazwischen sollten fünf bis zehn Minuten betragen.

Wer das Saunen nicht verträgt, kann auch mit warmen Bädern und schweißtreibenden Tees über die Haut entgiften, z. B. mit Holunder- oder Lindenblütentee. Anschließend sollten Sie sich sofort ins warme Bett legen.

▶ Zum Abschluss nach der letzten Sauna- und Abkühlphase nehmen Sie noch ein warmes Fußbad oder einen warmen Beinguss.

▶ Nach ausgiebigem Schwitzen müssen Sie wieder für Flüssigkeitsnachschub sorgen. Trinken Sie reichlich (mindestens einen Liter) Mineralwasser, Fruchtsäfte oder Kräutertee. Alkohol sollten Sie meiden, er würde in diesem Zustand vom Körper viel zu rasch aufgenommen und dadurch unerwartet prompt wirken. Zudem würde er den Organismus belasten. Während des Saunens sollte nichts getrunken werden. Denn der Körper würde den Flüssigkeitsverlust nicht durch das auszuleitende gift- und schlackenreiche Zellwasser ausgleichen, sondern es sich aus dem Magen-Darm-Trakt holen.

Symbioselenkung

Wenn Sie es mit Hilfe einiger der vorgestellten Methoden geschafft haben, Ihren Darm zu säubern, sollten Sie gezielt eine neue und gesunde Darmflora aufbauen. Die zahlreichen und unterschiedlichen Bakterienstämme des Darms führen ein harmonisches und wirksames Zusammenleben zu gegenseitigem Nutzen, eben eine Symbiose. Und nur wenn die Symbiose in die richtige Richtung »gelenkt« ist, kann der Darm funktionstüchtig sein. Dafür werden Organismen eingesetzt, die sich in ihrer

Biochemie ergänzen und dem Darm dabei helfen, sich zu erholen und ins Gleichgewicht zu kommen. Symbioselenkung nennt man eine neue Besiedelung des Darms mit nützlichen Bakterien.

Die Darmflora wird aufgebaut

Die Symbioselenkung wird am besten von einem Arzt oder Heilpraktiker durchgeführt. Der Patient bekommt Medikamente verabreicht, die bestimmte Bakterienstämme enthalten. Dabei handelt es sich beispielsweise um Bifidusbakterien oder Lactobacillus acidophilus. Der Darm muss sich an seine neuen Bewohner erst gewöhnen, deshalb geht man schrittweise vor und steigert sowohl die Dosierung als auch die Anzahl der Bakterienstämme im Lauf der Behandlung.
Sie können für die neuen Keime förderliche Bedingungen schaffen, in denen sie sich gut vermehren und eine gesunde Symbiose mit anderen Keimen bilden können. Dazu sollten Sie gleichzeitig mit der Medikamenteneinnahme milchsäurehaltige Produkte verzehren. Die Eiweiße der Milchsäure bilden die richtige Aufbaukost für die Bakterien. Auch für diese Therapie wird Ihnen einiges an Geduld abverlangt. Die Dauer einer Symbioselenkung kann mehrere Monate beanspruchen.

Ist der Darm richtig saniert, wird sich nach Mahlzeiten ein angenehmes Sättigungsgefühl einstellen. Und Sie werden Nahrungspausen ohne Naschereien als wohltuend empfinden.

Stärkung des Immunsystems

Symbioselenkung ist ein wichtiger Schritt zu geringerer Infektanfälligkeit. Denn die Peyerschen Plaques, die kleinen, vor allem im Dünndarm angesiedelten Lymphknoten, die maßgeblich für das Funktionieren der Immunabwehr verantwortlich sind, hängen indirekt von den im Darm angesiedelten Bakterien ab. Sie wachsen besser, je besser die Darmbakterien zusammenwirken, und desto mehr steigen die Abwehrkräfte.

Aromaöle – Düfte zum Entgiften

Ätherische Öle können zu verschiedenen Zwecken eingesetzt werden. Zum einen sind sie dazu da, die Stimmung zu heben, sie können aber auch einzelne Organe anregen und deren Selbstheilungskräfte mobilisieren. Über die Nase gelangen Düfte an die Riechschleimhäute. Dort befinden sich etwa zehn Millionen Riechzellen mit 80 Millionen Flimmerhärchen, die jede Menge Informationen aufnehmen. Die Duftmoleküle wirken von dort direkt auf die Partien im Gehirn, die innere Vorgänge wie Gefühle, Sexualität und das vegetative Nervensystem steuern. Bevor es zu einer bewussten Wahrnehmung eines Dufts kommen kann, ist bereits eine unbewusste Reaktion erfolgt: Der menschliche Organismus veranlasst die Ausschüttung von Hormonen, und diese haben dann Einfluss auf die Tätigkeit von Organen, u. a. auch den Entgiftungsorganen.

Die Anwendung von Ölen

Sie können Aromaöle als Badezusatz und zum Inhalieren verwenden oder direkt in die Haut einmassieren. Ins Badewasser geben Sie fünf bis sechs Tropfen Öl, in die Duftlampe oder ins Dampfbad zwei bis drei Tropfen. Zur Anwendung auf der Haut genügen ebenfalls ein paar Tropfen Duftöl in 100 Milliliter Mandel- oder Jojobaöl. Die ätherischen Öle sind in den meisten Fällen nicht für eine innerliche Anwendung gedacht, da sie zu Schäden an den Organen führen können. Befragen Sie vor der Einnahme von Pflanzenölen immer Ihren Arzt oder Heilpraktiker. Ätherische Öle kauft man im Reformhaus, in Naturkostläden oder in Apotheken. Vergewissern Sie sich, dass die Essenzen naturrein sind. Um Rückstände von Pestiziden und Insektiziden zu vermeiden, sollten Sie darauf achten, dass sie kontrolliert biologischem Anbau entstammen.

Öl für jeden Zweck

Bevor Sie das für die jeweilige Entgiftung passende Öl in Bad, Inhalation oder bei der Massage zur Anwendung bringen, sollten Sie einen kleinen Allergietest durchführen. Nicht immer wird jedes Pflanzenöl vertragen. Zu diesem Zweck tröpfeln Sie eine kleine Menge verdünntes Öl innen in Ihre

Armbeuge. Wenn nach zehn Minuten keine Rötung oder Quaddeln auftreten, können Sie die Essenz ohne Bedenken verwenden.

- **Für die Leber**

Immortelle, Kamille, Kreuzkümmel, Melisse, Pfefferminze, Rose, Rosmarin, Wacholder, Zypresse

- **Für die Nieren**

Bergamotte, Fenchel, Fichtennadel, Kamille, Orange, Sandelholz, Schafgarbe, Wacholder, Zedernholz

- **Für die Haut**

Avocado, Birke, Geranium, Jojoba, Karotte, Limone, Meerkiefer, Patschuli, Sesam, Weizenkeim, Zeder, Zistrose

Richtig inhalieren

Nicht nur die mit der Luft eingeatmeten Umweltgifte sammeln sich in der Lunge an. Auch Körpergifte gelangen über die Lungenbläschen in den Lungenschleim. Mit der Eigenbewegung der Flimmerhärchen wird dieser normalerweise nach oben befördert und als Auswurf abgehustet. Ist der Schleim zu zäh, hilft es, ihn durch Inhalationen zu verflüssigen. Gesichtsdampfbäder werden durch den Zusatz von Kräuterölen in ihrer Wirkung noch gesteigert. Zur Entgiftung der Lunge eignen sich: Cajeput, Eukalyptus, Latschenkiefer, Lavendel, Lorbeer, Myrte, Niaouli, Oregano, Zirbelkiefer.

Beim Inhalieren wirken die ätherischen Öle äußerst schnell: Die Nervenenden im oberen Teil der Nase senden ihre Signale direkt an das limbische System im Gehirn. Dieses liegt mittig zwischen Hirnstamm und Großhirn, in ihm ist u. a. das Riechzentrum angesiedelt; von ihm werden emotionelle Antriebe und das vegetative Nervensystem gesteuert. Störungen verursachen Angst und Aggressionen.

Die wichtigsten Regeln für ein Gesichtsdampfbad

- Einen Topf mit Wasser zum Kochen bringen und dann beiseite stellen. Der Wasserdampf darf die Schleimhäute, Stimmbänder und Luftröhre nicht verbrühen. Er sollte deshalb eine Temperatur von maximal 50 °C haben.
- In das abgekühlte Wasser das Pflanzenöl geben. Halten Sie nun das Gesicht über die aufsteigenden Dämpfe, und atmen Sie kräftig.
- Wenn Sie beim Inhalieren über Topf und Kopf ein Tuch breiten, kann dies einen Hitzestau verursachen. Besser ist daher ein Inhaliergerät.
- Inhalationen sollten zweimal täglich durchgeführt werden, um wirksam zu sein. Sie sollten nicht länger als 10 bis 15 Minuten dauern.

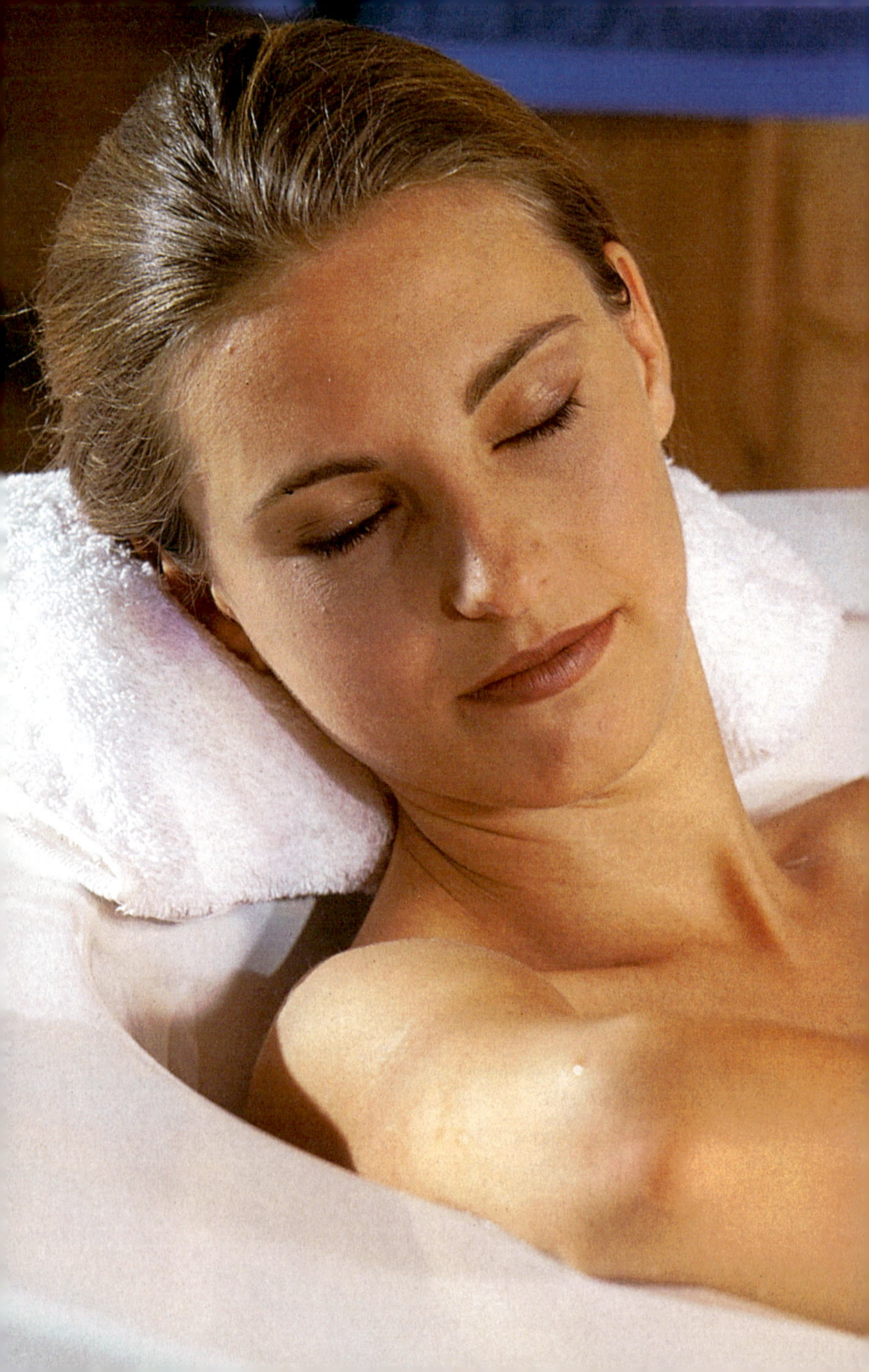

Die Seele nicht vergessen

Die psychischen Anforderungen an uns steigen laufend, ebenso wie die geistigen Anforderungen und unsere Durchsetzungsfähigkeit in der Arbeitswelt. Wir sind leider eher bereit, uns mit physischen Defekten eingehend zu beschäftigen, als uns ihre psychische Ursache bewusst zu machen. Wenn deshalb der Körper einmal streikt, wird bei der Therapie die psychische Seite der Beschwerden gern vernachlässigt.

Kranke Seele, kranker Körper

Dem Zusammenhang zwischen Körper und Seele werden immer mehr wissenschaftliche Forschungen gewidmet. Man will mit den exakten Wissenschaften heute nachweisen, wovon unsere Vorfahren überzeugt waren und wovon primitive Kulturen heute noch ausgehen: Dass nämlich Körper und Seele untrennbar miteinander verbunden sind, dass also eine Heilung des einen Teils ohne Einflussnahme auf den anderen nicht möglich ist. Die bisherigen wissenschaftlichen Ergebnisse können festhalten: Zwischen dem Gehirn und den Zellen des Immunsystems besteht eine direkte Verbindung.

Unsere Umgebung überflutet uns unaufhörlich mit akustischen und visuellen Reizen. Radio, Leuchtreklamen, Musik auf jedem Quadratmeter der Geschäfte, Mobiltelefone, Faxgeräte, Computer, Autoverkehr – dies alles nehmen wir nicht mehr bewusst wahr, aber unser Körper muss damit fertig werden. Wir haben den Kopf voller

Suchen Sie so oft wie möglich Ruhe und Entspannung. Verzichten Sie einmal darauf, den Fernseher anzuschalten, und hören Sie stattdessen angenehme, leise Musik, um sich treiben lassen zu können.

Termine, seien sie nun geschäftlicher oder privater Natur. Unsere leistungsorientierte Gesellschaft stellt auch den Weg in den Supermarkt oder mit den Kindern zur Schule unter Zeitdruck. Und wenn wir nach Büroschluss etwas von unserer Freizeit haben wollen, müssen wir schon wieder hetzen – zum Sport, in den Sprachkurs oder zu einem Treffen mit Freunden. Alles wird geplant und unterliegt einer straffen Organisation.

Französische Wissenschaftler entdeckten, dass gute Laune die Selbstheilungskräfte aktiviert. Die Wunden von Patienten, denen man nach der Operation lustige Filme vorführte, heilten schneller als die Wunden einer Vergleichsgruppe, die ohne zusätzliches Vergnügen auskommen musste.

Doch wenn wir seelisch unter Druck geraten und starken psychischen Belastungen ausgesetzt sind, führt dies zu Angriffen auf unser körperliches Immunsystem. Negative Eindrücke hemmen die Produktion von Antikörpern im Organismus.

Mit einer Reihe von Tests wurde nachgewiesen, dass bei unter Prüfungsstress stehenden Personen die Zahl der so genannten T-Helferzellen im Blut absinkt und die Killerzellen in ihrer Aktivität gegen Viren und Bakterien nachlassen. Unerfüllte Vorfreude und enttäuschte Erwartungen stellen die größten Belastungen für die Abwehrkräfte dar. Und natürlich kommt es bei psychischen Problemen nicht nur zu einer Schwächung des Immunsystems. Auch die Funktionen der einzelnen Organe werden in Mitleidenschaft gezogen, womit die Ausleitung von Giften aus dem Körper ebenfalls beeinträchtigt wird.

Müßiggang

Dies ist ein altmodisches Wort, das zusammenfasst, was wir heute mit »Abschalten, sich persönlichen Freiraum schaffen, die Seele baumeln lassen, zur Ruhe kommen« umschreiben. Ein Sprichwort heißt zwar »Müßiggang ist aller Laster Anfang«. Aber unsere Gesellschaft hat das Gegenteil zu solcher Perfektion getrieben, dass auch das Sprichwort eine positive Wendung erfahren sollte. Also: Nehmen Sie sich bewusst Zeit für eigene Bedürfnisse, lernen Sie, genussvoll müßig zu sein. Gerade junge Leute, die bereits in eine reizüberflutete Welt hineingeboren wurden, können sich ein Leben ohne die schnellen Schnitte von Videoclips, die flüchtigen Worte einer reduzierten Comicsprache, die Automatismen monotoner Computerspiele und das hastige Essen von Fast- und Designerfood kaum mehr vorstellen. Nutzen Sie also das Wissen um das Zusammenwirken von Seele und Körper, und versuchen Sie, durch positive Veränderungen des psychischen Zustands auf Ihren Körper einzuwirken.

Entspannter und ausreichender Schlaf ist eine der Grundvoraussetzungen für die Regeneration des Organismus. Während des Schlafs arbeitet die Leber z. B. auf Hochtouren.

Wege zu einer psychischen Entgiftung

Unabhängig von der Kur, die Sie für die Entgiftung Ihres Körpers wählen, wird diese auf einer Basis innerer Ausgeglichenheit und seelischer Harmonie am effektivsten wirken. Hier ein paar Tipps, um diesem Zustand näher zu kommen.

- Am Abend eines arbeits- und stressreichen Tages sollten Sie sich bewusst vornehmen, abzuschalten. Manchen hilft die Vorstellung, dass man die anstehenden Probleme in eine Schublade einschließt und sie erst am nächsten Tag wieder hervorholt.
- Genießen Sie Freizeit ohne jegliche Schuldgefühle. Sobald Sie Ihre Pflichten erledigt haben, auch wenn einige Dinge liegen geblieben sind, pflegen Sie ruhigen Gewissens Ihre Hobbys. Nach einem Arbeitstag haben Sie auch das Recht, sich Träume und Wünsche zu verwirklichen.
- Lassen Sie sich nicht immer wieder zu Dingen überreden, die Ihnen eigentlich widerstreben. Denn die Unzufriedenheit mit Ihrer eigenen Zusage nagt dann an Ihren Körperkräften. Lernen Sie, eindeutig Nein zu sagen.
- Aussprache ist ein wichtiges und sehr erfolgreiches Ventil bei seelischen Problemen. Häufen Sie Dinge, die

Ihnen ständig im Kopf herumgehen oder die Sie nicht schlafen lassen, nicht in Ihrem Innern an. Sprechen Sie mit Ihrem Partner oder guten Freunden darüber, und Sie werden sehen, wie sich der psychische Druck verringert.

Ungefähr 15 Sitzungen sind erforderlich, um die Technik des Biofeedback auch ohne Gerät zu beherrschen. Für Therapeuten auf diesem Gebiet gibt es eine spezielle Ausbildung. Fragen Sie Ihren Arzt oder Heilpraktiker danach.

Mit Methode entspannen

Im Folgenden werden Ihnen Techniken vorgestellt, die Ihnen zu tiefer Entspannung verhelfen können. Nicht alle lassen sich von Ihnen allein durchführen, auf alle Fälle müssen sie immer wieder geübt werden, um Erfolg zu zeitigen.

Biofeedback

Um sich mit dieser Technik zu entspannen, benötigt man ein spezielles medizinisches Gerät. Von Sensoren werden dabei Körperfunktionen gemessen, die wir selbst nicht bewusst wahrnehmen, u. a. die Herzfrequenz, die Muskelspannung und der Hautwiderstand. Ein Computer verarbeitet die Messergebnisse und stellt sie über einen Monitor optisch dar. Damit werden dem Patienten die Abläufe in seinem Körper bewusst gemacht. Über ein Rückkoppelungssystem (Feedback) lernt er, solche Vorgänge willentlich zu beeinflussen. Biofeedback ist eine ausgezeichnete Methode, um Angstzustände abzubauen, stressbedingte Verspannungen zu lösen und Schmerzen zu lindern oder zu beseitigen. In klinischen Untersuchungen ist nachgewiesen worden, dass Biofeedback beim Reizdarmsyndrom, bei Verstopfung und beim Spannungskopfschmerz erfolgreich angewandt werden konnte. Es ist auch hier Training notwendig, bis der Patient gelernt hat, gezielt einige Regulationsmechanismen des Körpers zu beeinflussen.

Autogenes Training

Die Entwicklung dieser Entspannungsmethode geht auf den deutschen Neurologen J. H. Schultz zurück. Als er im Ersten Weltkrieg im Schützengraben lag, bekämpfte er seine Angst, indem er sich bestimmte Sätze unablässig wiederholte. Später verfeinerte er diese Technik und erarbeitete ein Repertoire an Satzformeln, die zu einem Zustand völliger Entspannung führen. Wenn Sie autogenes Training in der Volkshochschule oder in einem Gesundheitszentrum erlernen, werden Ihnen die typischen Formeln schnell geläufig werden: »Ich bin ganz ruhig«, »Mein linkes Bein wird langsam ganz schwer«, »Meine Arme werden angenehm warm«, »Es atmet mich« u. a. Es empfiehlt sich, für den Einstieg ins autogene Training einen Kurs mit einem erfahrenen Therapeuten zu besuchen. Er wiederholt diese Sätze, während Sie entspannt auf dem Rücken liegen oder in der so genannten Kutscherhaltung auf dem Stuhl sitzen. Die Kutscherhaltung nehmen Sie ein, indem Sie auf ihrem Stuhl den Oberkörper etwas nach vorn neigen und die Unterarme locker auf den Oberschenkeln abstützen. Nach einiger Zeit sprechen Sie sich diese Satzformeln selbst im Geist vor. In Stresssituationen können Sie dann eine Beruhigung schnell und effektiv herbeiführen. Allein durch das Denken eines Satzes wie »Ich bin jetzt ganz gelassen« werden Sie tatsächlich ruhiger werden.

Entspannungstechniken wie autogenes Training, Biofeedback oder auch Yoga führen zu einer Verbesserung der Darmfunktion und treiben die Körperentgiftung voran.

Autosuggestion

Bei der Autosuggestion macht man sich die Erfahrungen des positiven Denkens zunutze. Durch eine optimistische Denkhaltung soll auch das Körpergefühl positiv beeinflusst werden. Wer morgens beim ersten Blick in den Spiegel denkt: »Oh, wie schrecklich sehe ich heute wieder aus«, der wird zumindest einen holprigen Start in den Arbeitstag haben. Wer seinem morgendlichen Spiegelbild jedoch auch positive Aspekte abgewinnen kann und sich mit fröhlichem Lächeln davon abwendet, geht gestärkt in den Tag.

Die Autosuggestion können Sie in jeder persönlichen Lebenslage anwenden. Schaffen Sie sich dazu Ihre eigene Suggestionsformel, beispielsweise »Mir geht es gut. Ich fühle mich wohl. Ich werde gut arbeiten können«. Ihre persönlichen Wünsche und Ziele, wie z. B. einen neuen Job oder das Bestehen einer Prüfung, können Sie sich auf ähnliche Weise suggerieren. Achten Sie darauf, dass Ihre Satzformeln möglichst einfach und ohne Nachdenken wiederholbar sind. Des Weiteren sollten Sie negative Formulierungen vermeiden: Statt »Ich bin nicht mehr niedergeschlagen« sagen Sie sich »Ich habe gute Laune«.

Autosuggestion und Visualisierung sind dem autogenen Training vergleichbar, da sie ebenfalls mit formelhaften Sätzen und bildhaften Vorstellungen arbeiten.

Visualisierung

Die Technik der Visualisierung wird heute erfolgreich als begleitende Maßnahme bei Krebspatienten angewandt. Sie trägt dazu bei, körperliche Erkrankungen zu heilen. Bei dieser Methode stellt man sich besonders angenehme und schöne Situationen vor. In der Vorstellung begibt man sich auf die Reise zu einem Traumziel, z. B. an einen Meeresstrand. Man sieht die Wellen heranrollen, spürt die Sonne auf der Haut und genießt den leichten Windhauch. Die dadurch frei werdenden positiven Energien versucht man, in seinen Körper fließen zu lassen, damit sie dort ihre heilende Wirkung entfalten können. Mit genügend Übung kann man die freigesetzten Energien auch gezielt an einen Krankheitsherd leiten, also beispielsweise eine Verspannung oder eine Entzündung im Darmbereich beseitigen.

Über die Autoren

Dr. med. Heike Kovács ist Ärztin und Medizinjournalistin meist in Printmedien, TV und Hörfunk. Ihr Interesse gilt neben der Schulmedizin besonders der Naturheilkunde.
Werner Meidinger ist Sachbuchautor und freiberuflicher Medizinjournalist mit den Themenschwerpunkten Psychologie, Ernährung, Schul- und Naturmedizin.

Literatur

Bachmann, Dr. med. Robert M.: Gesunder Darm – gesunder Mensch. Trias Verlag. Stuttgart 1996
Hellmiß, Margot: Heilfasten nach F. X. Mayr. 6. Auflage, Südwest Verlag. München 1997
Hellmiß, Margot: Natürlich heilen mit Apfelessig. 8. Auflage, Südwest Verlag. München 1997
Loebert, Dr. med. Lothar: Darmkrankheiten. Trias Verlag. Stuttgart 1991
Oberbeil, Klaus/Lentz, Christiane: Obst und Gemüse als Medizin. 3. Auflage, Südwest Verlag. München 1997

Hinweis

Das vorliegende Buch ist sorgfältig erarbeitet worden. Dennoch erfolgen alle Angaben ohne Gewähr. Weder Autoren noch Verlag können für eventuelle Nachteile oder Schäden, die aus den im Buch gemachten praktischen Hinweisen resultieren, eine Haftung übernehmen.

Bildnachweis

Bavaria, Gauting: 42 (Custom Medical); Gotovac Nada, München: 10, 20; Jump, Hamburg: 46, 90; Mauritius, Mittenwald: 32 (AGE); Pasieka Alfred, Hilden: 4; Südwest Verlag, München: 1 (Claudia Rehm), 8, 36, 86, 106, 120 (Michael Nagy), 14, 28 (Christian Kargl), 22, 50, 59 (Karl Newedel), 25, 112 (Archiv), 62 (Dirk Albrecht), 67 (Ludwig Reisner); Tony Stone, München: 13 (Vincent Oliver)

Impressum
Originalausgabe © MIIM Südwest Verlag, München. Der Südwest Verlag ist ein Unternehmen der Verlagsgruppe Random House GmbH, München.

Redaktion:
Renate Sako Hoess, Gabriele Otto
Projektleitung:
Dr. Alex Klubertanz
Redaktionsleitung und medizinische Fachberatung:
Dr. med. Christiane Lentz
Bildredaktion:
Ute Schoenenburg
Produktion:
Manfred Metzger
Layout:
Wolfgang Lehner

Für diese Ausgabe:
Redaktion:
Martina Rözel
Herstellung:
Tara Tobias Moritzen
Umschlaggestaltung:
Peter Udo Pinzer, Eppstein
Titelbild: © Super Stock/ mauritius images
Reproduktion:
Jung Medienpartner, Limburg
Druck und Bindung:
EuroGrafica, Marano

Printed in Italy

ISBN 3-8336-0424-7
www.bellavista-verlag.de

Sachregister

Rezepteregister